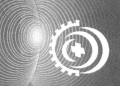

职业教育医学类精品教材

人体解剖学
学习指导

主　编　魏成超　　赵　仙　　金文艳
副主编　曲跃丽　　胡润月　　杨祖良

U0303773

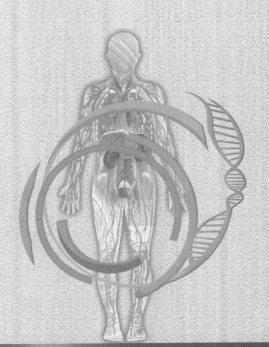

西安交通大学出版社
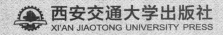
XI'AN JIAOTONG UNIVERSITY PRESS

图书在版编目（CIP）数据

人体解剖学学习指导 / 魏成超，赵仙，金文艳主编. — 西安：
西安交通大学出版社，2022.8（2023.8 重印）

ISBN 978 - 7 - 5693 - 2744 - 1

Ⅰ．①人…　Ⅱ．①魏…②赵…③金…　Ⅲ．①人体解剖学 -
高等职业教育 - 教学参考资料　Ⅳ.①R322

中国版本图书馆 CIP 数据核字（2022）第 141002 号

书　　名	人体解剖学学习指导
主　　编	魏成超　赵　仙　金文艳
责任编辑	张沛烨
责任校对	赵丹青

出版发行	西安交通大学出版社
	（西安市兴庆南路 1 号　邮政编码 710048）
网　　址	http://www.xjtupress.com
电　　话	（029）82668357　82667874（市场营销中心）
	（029）82668315（总编办）
传　　真	（029）82668280
印　　刷	陕西思维印务有限公司

开　　本	889mm×1194mm　1/16　**印张**　10.25　**字数**　290 千字
版次印次	2022 年 8 月第 1 版　2023 年 8 月第 2 次印刷
书　　号	ISBN 978 - 7 - 5693 - 2744 - 1
定　　价	46.50 元

如发现印装质量问题，请与本社市场营销中心联系。
订购热线：（029）82665248　（029）82667874
投稿热线：（029）82668803　（029）82668805

版权所有　侵权必究

编 委 会

主　编　魏成超　　赵　仙　　金文艳

副主编　曲跃丽　　胡润月　　杨祖良

编　委　（按姓氏笔画排序）

王　曼　　王洪超　　王艳萍　　王晓芳　　曲跃丽

吕　迪　　刘永思　　汤青霞　　李　倩　　李　蕊

杨　艾　　杨　帆　　杨祖良　　杨娅楠　　杨艳萍

肖美红　　陈永福　　陈津禾　　金　杰　　金文艳

赵　仙　　赵丽琼　　胡润月　　陶晓燕　　梁冰雪

韩敬亮　　魏成超

前 言
FOREWORDS

　　本书以培养学生"基本知识、基本理论、基本技能"的"三基"能力为目的,在认真总结临床医学专业国家最新规划教材、执业考试及教学大纲的基础上,结合学校提出的"教学贴近临床、贴近基层、贴近考试"的办学理念和本校学生的实际情况,由长期从事教学工作的教师编写而成。

　　书中参考了大量的相关资料,在知识体系上尽量与教材保持一致。本着"必需、够用"的原则,突出教学中的重点、难点内容,将基础理论知识和临床知识有机结合,并根据学习需要对知识点进行了删减,设计成内容丰富、题型多样、代表性强的学习指导用书,有利于提高学生应用专业基本理论知识和分析解决问题的能力。

　　全体编写人员在本书编写过程中付出了辛勤劳动,在此表示衷心的感谢! 由于编者水平有限,书中难免存在不足之处,敬请广大读者批评指正,以便后期修订完善。

编　者

2022 年 6 月

目 录
CONTENTS

绪　论

 知识目标

（1）能说出解剖学常用方位术语。

（2）能准确描述人体解剖学标准姿势。

知识要点

1. **解剖学基础**　是研究正常人体形态结构的科学。

2. **学习方法**　理论联系实际,结构联系功能,标本联系活体;重视标本观察,加强体表定位,注重活体触摸,遵循记忆规律,增强记忆效果,提高学习效率。

3. **标准解剖学姿势**　是指身体直立,两眼平视前方,上肢自然下垂于躯干两侧,掌心向前,下肢并拢,足尖向前的姿势。

4. **轴**

（1）垂直轴:为上下方向,与身体长轴平行,与水平面垂直的轴。

（2）矢状轴:为前后方向,与垂直轴、冠状轴垂直,与水平面平行的轴。

（3）冠状轴:为左右方向,与垂直轴、矢状轴垂直,与水平面平行的轴。

5. **面**

（1）矢状面:是指沿矢状轴方向将人体纵行切成左、右两个部分的面,而通过人体正中切开的面称为正中矢状面。

（2）冠状面:是指沿冠状轴方向将人体纵行切成前、后两个部分的面,又称为额状面。

（3）水平面:是指沿水平方向,同时与矢状面、冠状面垂直,将人体分为上、下两个部分的面,又称之为横切面。

6. **方位术语**

（1）上和下:为描述部位高低的术语。近头者为上,近足者为下。

（2）前和后:近身体腹面者为前,近背面者为后。

（3）内侧和外侧:为描述各部位与身体正中面相对距离的位置关系术语,距身体正中面近者为内侧,远者为外侧。在四肢,前臂的内侧又称为尺侧,外侧又称为桡侧;小腿的内侧又称为胫侧,外侧又称为腓侧。

（4）内和外:为描述空腔器官相互位置关系的术语。凡是空腔器官,腔内者为内,腔外者为外。

（5）浅和深:为描述与皮肤表面相对距离关系的术语。近皮肤近者为浅,远皮肤远者为深。

（6）近侧和远侧:为描述四肢各部相互位置关系的术语,距躯干较近者称为近侧,距躯干较远者称为远侧。

目标检测

一、名词解释

1. 解剖学

2. 解剖学姿势

3. 器官

4. 系统

5. 矢状面

6. 冠状面

7. 内脏

8. 冠状轴

二、填空题

1. 为了分析关节的运动,在解剖学姿势条件下,设置人体互相垂直的轴。它们分别是_____、_____和_____。

2. 人体可分为_____、_____、_____、_____、_____、_____、_____、_____和_____九个系统。

3. 在前臂,外侧又称_____,内侧又称_____;在小腿,外侧又称_____,内侧又称_____。

4. 按照人体形态和部位,可将人体分为_____、_____、_____和_____四部分。

5. 人体基本组织包括_____、_____、_____和_____。

6. 在方位术语中,近腹者为_____,近皮肤者为_____。

三、选择题

（一）A1 型题（单句型最佳选择题）

1. 前后方向，经过人体正中线所作的切面称（　　）
    A. 额状面　　　　B. 水平面　　　　C. 冠状面　　　　D. 正中矢状面　　　　E. 横切面

2. 以体表为参照物的方位术语是（　　）
    A. 上和下　　　　B. 前和后　　　　C. 浅和深　　　　D. 内和外　　　　E. 近和远

3. 以下不属于空腔器官的是（　　）
    A. 心脏　　　　B. 肾　　　　C. 膀胱　　　　D. 子宫　　　　E. 胃

4. 人体的分部中属于躯干的是（　　）
    A. 颅部　　　　B. 颈部　　　　C. 腰部　　　　D. 前臂　　　　E. 大腿

5. 用于描述四肢各部位相互位置关系的术语是（　　）
    A. 内侧　　　　B. 近侧　　　　C. 内和外　　　　D. 浅和深　　　　E. 上和下

6. 在躯体上的两点中，近正中面的一点为（　　）
    A. 内侧　　　　B. 外侧　　　　C. 近侧　　　　D. 远侧　　　　E. 内

7. 以下属于空腔器官的是（　　）
    A. 肝　　　　B. 肾　　　　C. 膀胱　　　　D. 脾　　　　E. 肺

8. 下列可用于判断内侧、外侧方位的是（　　）
    A. 体表　　　　B. 四肢的附着部　　　　C. 正中矢状切面　　　　D. 腹、背　　　　E. 器官

9. 前后方向与人体纵轴垂直的水平线称（　　）
    A. 垂直轴　　　　B. 水平轴　　　　C. 冠状轴　　　　D. 矢状轴　　　　E. 冠状面

10. 下列关于解剖学姿势的叙述，不正确的是（　　）
    A. 上肢自然下垂于体侧　　　　　　　　B. 下肢并拢
    C. 掌心相对　　　　　　　　　　　　　D. 足尖向前
    E. 掌心向前

11. 将人体分为左、右两部分的纵切面是（　　）
    A. 水平面　　　　B. 水平轴　　　　C. 冠状面　　　　D. 矢状面　　　　E. 冠状轴

12. 在上肢，与内侧相同的方位术语称为（　　）
    A. 桡侧　　　　B. 尺侧　　　　C. 胫侧　　　　D. 腓侧　　　　E. 远侧

13. 在下肢，与外侧相同的方位术语称为（　　）
    A. 桡侧　　　　B. 尺侧　　　　C. 胫侧　　　　D. 腓侧　　　　E. 远侧

14. 被称为"人体解剖学之父"的是（　　）
    A. 希波克拉底　　　　B. 亚里士多德　　　　C. 盖伦　　　　D. 维萨里　　　　E. 达·芬奇

15. 更靠近人体正中矢状面的方位为（　　）
    A. 前　　　　B. 内　　　　C. 内侧　　　　D. 近侧　　　　E. 上

(二)A2 型题(病例摘要型最佳选择题)

16. 下列关于人体解剖学的说法,错误的是(　　)

  A. 人体解剖学是一门研究人体正常形态结构的科学

  B. 人体解剖学是一门研究人体各个器官、组织、位置毗邻的科学

  C. 人体解剖学是研究人体异常形态特征、位置毗邻、生长发育规律和基本功能的科学

  D. 人体解剖学属于生物学中的形态学范围

  E. 人体解剖学可分为系统解剖学和局部解剖学

17. 下列关于解剖学术语描述,正确的是(　　)

  A. "内、外"这组词适用于全身

  B. "腹侧、背侧"这组词仅适用于空腔脏器

  C. "近侧、远侧"这组词适用于全身

  D. "尺侧、桡侧"是用于描述前臂的内侧和外侧

  E. "胫侧、腓侧"这组词适用于全身

(三)B 型题(配伍选择题)

(18～22 题共用备选答案)

  A. 系统解剖学 B. 局部解剖学 C. 断层解剖学 D. X 线解剖学 E. 微体解剖学

18. 按照人体各功能系统描述各器官位置及形态结构的科学是(　　)

19. 按照人体结构的部位,由浅入深研究各局部组成结构的形态及位置毗邻关系的科学是(　　)

20. 研究人体不同层面上各器官的形态结构、位置毗邻关系的科学是(　　)

21. 以显微镜等作为主要手段,观察研究正常人体微细结构的科学是(　　)

22. 运用 X 线摄影技术研究人体形态结构的解剖称(　　)

(23～27 题共用备选答案)

  A. 器官 B. 系统 C. 细胞 D. 组织 E. 细胞间质

23. 构成人体的基本结构和功能单位的是(　　)

24. 由细胞与细胞间质构成的是(　　)

25. 由不同组织构成,具有一定形态和功能的结构是(　　)

26. 由彼此相互关联的器官共同构成的结构是(　　)

27. 细胞与细胞之间存在(　　)

(28～32 题共用备选答案)

  A. 内 B. 内侧 C. 浅 D. 深 E. 近侧

28. 距人体正中矢状面较近的方位术语(　　)

29. 距空腔较近的方位术语(　　)

30. 距四肢根部较近的方位术语(　　)

31. 距皮肤较近的方位术语(　　)

32. 距皮肤较远的方位术语(　　)

(33～37 题共用备选答案)

  A. 正中矢状面 B. 冠状面 C. 水平面 D. 冠状轴 E. 垂直轴

33. 垂直于水平面,上下穿过人体的线是(　　)

34. 平行于地平面,将人体分为上下两部分的面是(　　)

35.垂直于水平面,将人体分为前后两部分的面是(　　)

36.垂直于水平面,将人体分为左右对称两部分的面是(　　)

37.平行于地平面,左右方向贯穿人体的线是(　　)

(四)X型题(多项选择题)

38.以下关于轴和切面的术语描述,正确的是(　　)

A.人体三轴互相垂直

B.矢状面、水平面和冠状面互相垂直

C.矢状面将人体分为左、右对称的两部分

D.横切面即水平面

E.纵切面与横切面互相垂直

39.以下关于方位术语描述,错误的是(　　)

A.前臂的内侧亦称尺侧　　　　　　　　　B.小腿的内侧又称腓侧

C.倒立时,鼻在嘴的下方　　　　　　　　D.空腔器官,在腔里者为内侧

E.近体表者为外侧

40.以下属于空腔器官的是(　　)

A.心脏　　　　　B.肾　　　　　C.膀胱　　　　　D.子宫　　　　　E.胃

41.下列属于人体轴和面的是(　　)

A.正中矢状面　　B.冠状面　　　C.水平面　　　　D.冠状轴　　　　E.垂直轴

四、简答题

1.人体各结构间的位置关系是如何描述的?

2.简述人体的轴和面。

五、案例分析题

在日常生活中,我们常会碰到很多轴的例子,请你思考:汽车的轮子、家用的风扇、飞机的螺旋桨分别沿什么轴转动?

第一章 细胞与基本组织

 知识目标

(1)能说出细胞的基本形态结构及功能。

(2)能说出上皮组织的分类及分布。

(3)能说出血液的组成及血细胞的正常值。

(4)能说出肌组织的分类及分布。

(5)能说出神经元的概念和形态结构。

(6)能说出突触的概念。

知识要点

一、细胞

(一)细胞的化学组成和成分

1.构成细胞的化学元素　碳、氢、氧、氮、磷、硫等6种元素是组成人体的主要元素。

2.构成细胞的化合物　水、无机盐、蛋白质、核酸、糖类和脂质。

(二)细胞的基本结构

1.细胞膜　是细胞外的一层薄膜,是一切生物所具有的共同特征,又称之为单位膜。

(1)细胞膜的构成:主要由脂质、蛋白质、少量糖类和微量核酸组成。

(2)细胞膜的分子结构:目前公认的是"液态镶嵌模型"学说。

(3)细胞膜的功能:维持细胞的完整性,保持一定的细胞形态;选择性通透作用,保持细胞内环境的相对稳定;细胞膜受体功能构成细胞的支架;与细胞识别、代谢、调节控制、免疫、细胞粘连和细胞运动等有关。

2.细胞质　是位于细胞膜与细胞核之间的部分,是细胞完成多种重要生命活动的场所。包括基质、细胞器和包涵物。

(1)基质:是细胞进行多种物质代谢的重要场所。

(2)细胞器:位于细胞基质内具有特定的形态结构和功能的微结构,包括线粒体、内质网、高尔基复合体、溶酶体、微体、核糖体、中心体和细胞骨架。

(3)包含物:包括分泌颗粒、糖原、色素颗粒和脂滴等。

3.细胞核　人类除红细胞无细胞核外,其余所有种类的细胞都有细胞核,细胞核是DNA复制和RNA转录的基地,是细胞代谢、生长、分化、生殖、遗传和变异的调控中心。

(三)细胞的功能

参与组织、器官的构成,防御细菌和病毒的入侵等。

二、上皮组织

（一）概念

上皮组织由上皮细胞和少量的细胞间质组成。

（二）上皮组织的特征

①细胞多，细胞间质少；②上皮细胞有明显的极性；③上皮组织内无血管和淋巴管；④上皮组织内有丰富的感觉神经末梢。

（三）分类

上皮组织分为被覆上皮、腺上皮和特殊上皮。

1. 被覆上皮　指覆盖于身体的表面，贴衬于体腔和有盆腔器官内表面的上皮，可分为单层上皮和复层上皮。

单层上皮：①单层扁平上皮分布于胸膜、腹膜和心包表面称为间皮，分布于心、血管和淋巴管的腔面称为内皮。②单层立方上皮分布于甲状腺滤泡、肾小管等处。③单层柱状上皮分布于子宫、胃、肠、输卵管和胆囊等器官的腔面。④假复层纤毛柱状上皮分布于呼吸道的内表面。

复层上皮：①角化复层扁平上皮分布于皮肤表皮，非角化复层扁平上皮分布于口腔、食管和阴道等腔面。②变移上皮分布于肾盂、输尿管和膀胱的腔面。

2. 腺上皮和腺

（1）腺上皮：由腺细胞组成的以分泌功能为主的上皮。

（2）腺：以腺上皮为主要成分所构成的器官。可分为内分泌腺和外分泌腺，外分泌腺由分泌部和导管两部分组成。

三、结缔组织

（一）结缔组织的概念、组成及特点

1. 结缔组织　是人体分布广泛、形态多样、结构复杂的一种组织，由细胞和大量细胞间质构成。

2. 结缔组织的组成　固有结缔组织、软骨组织、骨组织和血液。

3. 结缔组织的结构特点　①细胞数量多，种类多；②细胞间质多，形态多样，功能复杂；③结缔组织均由胚胎时期的间充质分化而来；④一般有血管分布。

（二）结缔组织的分类

1. 疏松结缔组织　主要分布于细胞、组织、器官之间及器官内部。细胞种类多而分散，细胞间质丰富，纤维种类全，排列疏松，组织松软如蜂窝，又称蜂窝组织，有连接、支持、防御和修复等功能。

（1）疏松结缔组织的细胞：①成纤维细胞，能合成疏松结缔组织中各种纤维和基质。②巨噬细胞，是一种免疫细胞，胞质内含有大量溶酶体、吞噬体和吞饮小泡。③浆细胞，胞质内含有粗面内质网和游离核糖体，还有高尔基复合体和中心体；浆细胞具有合成和分泌免疫球蛋白、参与体液免疫应答。④肥大细胞，细胞颗粒内含有肝素、组胺和嗜酸性粒细胞趋化因子等物质。其中，肝素具有抗凝血作用，而组胺和白三烯能使微静脉及毛细血管扩张，通透性增大，细支气管平滑肌收缩，引起全身或局部的过敏反应。⑤脂肪细胞，能合成和储存脂肪，参与机体的能量代谢。

（2）细胞间质：在结缔组织中有三种纤维，即胶原纤维、弹性纤维和网状纤维。①胶原纤维：新鲜时呈白色，有光泽，故又称白纤维。特点是韧性大，抗拉力强。②弹性纤维：新鲜时呈黄色，又称黄纤维。特点是既有弹性又有韧性。③网状纤维：是一种很细而分支较多的纤维，彼此交织成网，银染法可将其染成棕黑色，故又称嗜银纤维。

2. 致密结缔组织　结构特点是细胞成分和基质较少，以纤维为主。

（1）规则致密结缔组织：主要分布于肌腱、腱膜和韧带等处。

（2）不规则致密结缔组织：主要分布于皮肤的真皮、巩膜、硬脑膜及许多器官的被膜等处。

（3）弹性组织。

3. 脂肪组织　主要分布在皮下组织、网膜、肠系膜、肾及肾上腺等处，有储存脂肪、产生热量、维持体温、缓冲外力和充填固定等作用。

4. 网状组织　由网状细胞、网状纤维和基质构成。主要分布在红骨髓、淋巴结、脾和扁桃体等处，为血细胞的发生和淋巴细胞的发育提供适宜的微环境。

5. 软骨组织与软骨　软骨组织由软骨细胞和细胞间质构成，软骨由软骨组织和周围的软骨膜构成。

（1）透明软骨：主要分布于肋软骨、关节软骨、鼻软骨、大部分喉软骨、气管和支气管软骨等处。特点是内含许多较细的胶原纤维。

（2）纤维软骨：分布于椎间盘、关节盘及耻骨联合等处。

（3）弹性软骨：分布于耳郭、外耳道软骨部、咽鼓管和会厌等处。特点是基质内含有交织成网的弹性纤维，有较强的弹性。

6. 骨组织与骨

（1）骨组织：是人体最坚硬的组织之一。

（2）骨板：骨基质中的胶原纤维成层排列，并与骨盐及无定型基质紧密结合，构成的板层状结构。

（3）骨组织细胞：成骨细胞、破骨细胞、骨细胞、骨原细胞。

（4）骨：由骨组织、骨膜和骨髓等构成的坚硬器官。骨髓是血细胞的发生部位，是钙、磷的储存库。

7. 血液　是流动于心血管内的液态结缔组织，由血浆和血细胞组成，成人循环血容量为5L。

（1）血浆：相当于细胞间质，约占血液容积的55%，其中90%是水，其余为血浆蛋白（白蛋白、球蛋白、纤维蛋白质）、脂类、脂滴、无机盐、酶、激素、维生素和各种代谢产物等。

（2）血细胞：约占血液容积的45%，包括红细胞、白细胞和血小板。①红细胞：血液中数量最多的一种细胞。成熟红细胞呈双面微凹的圆盘状，胞质内充满血红蛋白，血红蛋白具有结合氧气和运输二氧化碳的功能。红细胞正常值男性为$(4.5\sim5.5)\times10^{12}$/L，女性为$(3.5\sim5.0)\times10^{12}$/L。红细胞平均寿命为120天。②白细胞：正常值为$(4\sim10)\times10^{9}$/L，能做变形运动，具有防御和免疫功能，可分为中性粒细胞、嗜酸性粒细胞、嗜碱性粒细胞、单核细胞、淋巴细胞。③血小板：正常值为$(100\sim300)\times10^{9}$/L，呈双凸扁盘状，血小板在止血和凝血过程起重要作用。

四、肌组织

肌组织：由具有收缩功能的肌细胞构成。肌细胞的特点是肌浆内含有大量的肌丝，可分为骨骼肌、心肌和平滑肌三种。

（一）骨骼肌

1. 骨骼肌　主要附着于骨骼，分布于头颈部、躯干和四肢等处。

2. 骨骼肌光镜结构　①骨骼肌细胞呈细长扁椭圆形，有横纹；②肌浆内含有大量肌原纤维；③肌细胞上都有明暗相间的周期性横纹。

（二）心肌

1. 心肌　分布于心壁和邻近心脏的大血管根部。心肌收缩有自动节律性，缓慢而持久，不易疲劳。

2. 心肌细胞的光镜结构　呈不规则的短圆柱状，有分支，互联成网。

（三）平滑肌

平滑肌广泛分布于内脏器官和血管等中空性器官的管壁内。

五、神经组织

神经组织由神经细胞和神经胶质细胞组成。具有感受刺激、整合信息和传导冲动的功能。

（一）神经元

1. 神经元　是神经系统的结构和功能单位,部分神经元还具有内分泌功能。神经元一般由胞体和突起两部分构成。

（1）胞体:是神经元的营养和代谢中心。胞体细胞膜具有接受刺激、处理信息、产生和传导神经冲动的功能。

（2）突起:由神经元的细胞膜和细胞间质向表面突出形成,分为轴突和树突。①树突:一个神经元有一个或多个树突,主要功能是接受刺激,并将神经冲动传向胞体;②轴突:一个神经元只有一个轴突,主要功能是传导神经冲动至效应细胞。

2. 神经元的分类

（1）根据神经元突起的数目分:多级神经元、双极神经元和假单极神经元。

（2）根据神经元的功能分:感觉神经元、运动神经元、中间神经元。

（二）突触

1. 突触　是神经元与神经元之间,或神经元与非神经细胞之间一种细胞连接,是神经元传递信息的重要结构。

2. 突触的分类　可分为电突触和化学突触。

3. 突触的结构　化学突触由突触前膜、突触间隙和突触后膜构成。

（三）神经胶质细胞

1. 中枢神经系统的神经胶质细胞　包括星形胶质细胞、少突胶质细胞、小胶质细胞、室管膜细胞。

2. 周围神经系统的胶质细胞　包括施万细胞和卫星细胞。

（四）神经纤维

1. 神经纤维　由神经元的长突起和包在它外面的神经胶质细胞构成。

2. 分类　有髓神经纤维和无髓神经纤维。

3. 神经末梢　是周围神经纤维的终末部分,终止于全身各种组织或器官。可分为感觉神经末梢和运动神经末梢。

 目标检测

一、名词解释

1. 血清

2. 内皮

3. 间皮

4. 突触

5. 神经元

6. 闰盘

7. 尼氏体

8. 骨单位

9. 肌原纤维

二、填空题

1. 细胞的基本结构包括_____、_____和_____。

2. 血液的组成包括_____和_____。

3. 血细胞包括_____、_____和_____。

4. 白细胞根据细胞质内有无_____可分为_____和_____两类;前者分为_____、_____、_____;后者分为_____、_____。

5. 疏松结缔组织内的细胞主要有_____、_____、_____、_____和_____等。

6. 纤维包括_____、_____、_____。

7. 神经元按突起多少分为_____、_____和_____三类。

8. 软骨分为_____、_____和_____三种。

9. 肌组织包括_____、_____、_____。

10. 人体中最耐磨的上皮是_____。

11. 皮肤的结构由外向内可分为_____和_____两层。

12. 正常成人血液中,男性含红细胞_____,女性含红细胞_____;血红蛋白的含量,男性为_____,女性为_____。

13. 健康成人的循环血液量约为_____ mL,由_____和_____组成。

14 淋巴细胞可分为_____和_____。

15 神经元按功能分为_____、_____、_____。

16. 化学突触有_____、_____、_____。

17. _____是合成核糖体的场所。

18. 依据结构功能不同,将上皮分为_____、_____、_____。

三、选择题

(一)A1 型题(单句型最佳选择题)

1. 分布在口、咽、食管、阴道等处的上皮属于(　　)
   A. 单层柱状上皮　　　　　　　　　　　B. 角化复层扁平上皮
   C. 假复层柱状纤毛上皮　　　　　　　　D. 内皮
   E. 变移上皮

2. 骨组织中的干细胞是(　　)
   A. 骨祖细胞　　　B. 骨细胞　　　C. 成骨细胞　　　D. 软骨细胞　　　E. 破骨细胞

3. 骨骼肌纤维内的钙离子贮存于(　　)
   A. 肌浆网　　　　　　　　　　　　　　B. 横小管内
   C. 肌球蛋白的横桥上　　　　　　　　　D. 原肌球蛋白上
   E. 肌浆上

4. 人体形态结构和功能的基本单位是(　　)
   A. 蛋白质　　　B. 核酸　　　C. 细胞　　　D. 组织　　　E. 器官

5. 以下不含血管的组织是(　　)
   A. 上皮组织　　　B. 结缔组织　　　C. 肌组织　　　D. 神经组织　　　E. 骨组织

6. 有吞噬功能的神经胶质细胞是(　　)
   A. 星形胶质细胞　　B. 小胶质细胞　　C. 少突胶质细胞　　D. 卫星细胞　　E. 施万细胞

7. 致密结缔组织主要分布于(　　)
   A. 淋巴结　　　B. 骨髓　　　C. 肌腱　　　D. 肝脏　　　E. 脾脏

8. 分布于内脏器官和血管壁的肌组织是(　　)
   A. 平滑肌　　　B. 心肌　　　C. 骨骼肌　　　D. 随意肌　　　E. 间皮

9. 细胞核的结构不包括(　　)
   A. 中心体　　　B. 核仁　　　C. 核膜　　　D. 核基质　　　E. 染色质

10. 内分泌腺属于(　　)
   A. 黏液腺　　　B. 浆液腺　　　C. 混合腺　　　D. 有管腺　　　E. 无管腺

11. 能合成肝素、组胺的细胞是(　　)
   A. 浆细胞　　　B. 成纤维细胞　　　C. 肥大细胞　　　D. 脂肪细胞　　　E. 巨噬细胞

12. 纤维软骨内的纤维成分为(　　)
   A. 胶原纤维　　　B. 弹性纤维　　　C. 网状纤维　　　D. 肌原纤维　　　E. 软骨纤维

13. 以下构成神经组织的是(　　)
   A. 神经元和神经纤维　　　　　　　　　B. 神经元和突触
   C. 树突和轴突　　　　　　　　　　　　D. 神经纤维和神经末梢

E.神经元和神经胶质细胞

14.弹性软骨主要分布于(　　　)
    A.关节面软骨　　　B.椎间盘　　　　　C.耳郭　　　　　D.耻骨联合　　　　E.会厌软骨

15.以下有关红细胞的叙述,不正确的是(　　　)
    A.细胞膜上有 ABO 血型抗原
    B.细胞呈双凹圆盘状,中央较薄,周缘较厚
    C.成熟红细胞有细胞核
    D.胞质充满血红蛋白
    E.红细胞具有一定的弹性和可塑性

16.能合成和分泌免疫球蛋白,参与体液免疫反应的细胞是(　　　)
    A.肥大细胞　　　B.浆细胞　　　　C.巨噬细胞　　　D.脂肪细胞　　　　E.杯状细胞

17.患过敏性疾病和寄生虫病时,可增多的是(　　　)
    A.单核细胞　　　B.中性粒细胞　　C.嗜碱性粒细胞　D.嗜酸性粒细胞　E.淋巴细胞

18.被覆上皮的分类依据是(　　　)
    A.上皮组织的来源　　　　　　　　　　　　B.上皮组织的功能
    C.上皮组织的特殊结构　　　　　　　　　　D.上皮组织的分布部位
    E.上皮细胞的层数与表层细胞的形态

19.食管的上皮为(　　　)
    A.角化的复层扁平上皮　　　　　　　　　　B.未角化的复层扁平上皮
    C.单层柱状上皮　　　　　　　　　　　　　D.单层立方上皮
    E.变移上皮

20.含有纤毛的上皮是(　　　)
    A.小肠上皮　　　B.肾小管上皮　　C.气管上皮　　　D.膀胱上皮　　　　E.血管内皮

21.组成结缔组织的主要成分有(　　　)
    A.细胞和纤维　　　　　　　　　　　　　　B.细胞和基质
    C.细胞和细胞外基质　　　　　　　　　　　D.纤维和基质
    E.纤维和细胞外基质

22.可产生纤维和基质的细胞是(　　　)
    A.浆细胞　　　　B.肥大细胞　　　C.成纤维细胞　　D.巨噬细胞　　　　E.脂肪细胞

23.红细胞胞质中主要含有(　　　)
    A.游离核蛋白　　B.肌红蛋白　　　C.血红蛋白　　　D.糖蛋白　　　　　E.脂蛋白

24.嗜碱性粒细胞的嗜碱性颗粒内含有(　　　)
    A.组胺酶　　　　　　　　　　　　　　　　B.碱性磷酸酶、组胺和肝素
    C.肝素、组胺和白三烯　　　　　　　　　　D.肝素和组胺
    E.组胺和白三烯

25.疏松结缔组织中能产生抗体的细胞是(　　　)
    A.巨噬细胞　　　B.肥大细胞　　　C.成纤维细胞　　D.浆细胞　　　　　E.间充质细胞

26. 闰盘的作用是(　　)
    A. 营养心肌细胞
    B. 居 M 线水平
    C. 可传递冲动
    D. 仅由桥粒构成
    E. 有二联体

27. 骨骼肌纤维收缩时(　　)
    A. 暗带和 H 带缩短
    B. 暗带缩短
    C. H 带缩短
    D. 明带和 H 带缩短
    E. 明带和暗带缩短

28. 肌细胞收缩的物质基础是(　　)
    A. 线粒体　　　B. 糖体　　　C. 横小管　　　D. 纵小管　　　E. 肌丝

29. 明带内含有(　　)
    A. 粗肌丝　　　B. 细肌丝　　　C. 粗细肌丝　　　D. 无肌丝　　　E. M 线

30. 神经元接受刺激、处理信息、产生及传导神经冲动是通过(　　)
    A. 细胞膜　　　B. 尼氏体　　　C. 神经原纤维　　　D. 突触小泡　　　E. 神经递质

31. 树突的特点是(　　)
    A. 细长均匀
    B. 分支较少
    C. 不含尼氏体
    D. 将冲动传向胞体
    E. 无神经原纤维

32. 髓鞘的本质是(　　)
    A. 细胞核　　　B. 细胞质　　　C. 细胞膜　　　D. 树突　　　E. 树突棘

33. 肌梭的主要功能是(　　)
    A. 感受肌纤维的伸缩变化
    B. 感受肌腱张力
    C. 感受骨骼肌的压觉
    D. 引起肌纤维的收缩
    E. 感受骨骼肌的痛觉

34. 具有吞噬功能的神经胶质细胞是(　　)
    A. 少突胶质细胞
    B. 室管膜细胞
    C. 星形胶质细胞
    D. 小胶质细胞
    E. 卫星细胞

35. 含有神经递质的结构是(　　)
    A. 线粒体　　　B. 神经原纤维　　　C. 溶酶体　　　D. 内质网　　　E. 突触小泡

(二)A2 型题(病例摘要型最佳选择题)

36. 患者,男,一周前出现全身高热、寒战,以及肢体局部的红、肿、热、痛,被诊断为急性化脓性骨髓炎,此时血液中增多的细胞是(　　)
    A. 中性粒细胞　　　B. 嗜酸性粒细胞　　　C. 血小板　　　D. 嗜碱性粒细胞　　　E. 巨噬细胞

37. 患者,女,30 岁,出现乏力、疲劳、面色苍白、头晕,经诊断为贫血,请问该女性的正常血红蛋白值可能是(　　)
    A. 120 ~ 150g/L
    B. 110 ~ 140g/L

C. $100 \sim 30 g/L$ D. $130 \sim 160 g/L$

E. $90 \sim 120 g/L$

38. 患者,女,68 岁,胃镜切片后显示食管病变,请问能用于诊断食管病变的上皮为( )

A. 单层柱状上皮   B. 单层立方上皮

C. 变移上皮   D. 非角化复层扁平上皮

E. 单层扁平上皮

39. 某患者饲养宠物多年,近期出现全身皮肤瘙痒及鼻黏膜瘙痒症状,到医院就诊,下列血象指标属
于医生急查的是( )

A. 中性粒细胞   B. 红细胞   C. 单核细胞   D. 嗜酸性粒细胞   E. 淋巴细胞

40. 患者颌下皮肤发红、发热、肿胀,伴有高热、呼吸急促、吞咽困难,经诊断为颌下蜂窝织炎。下列组
织感染后可导致蜂窝织炎的是( )

A. 致密结缔组织   B. 疏松结缔组织

C. 脂肪组织   D. 软骨组织

E. 弹性组织

41. 患者鼻部被拳击伤,经诊断为软骨损伤,请问分布在鼻内的软骨为( )

A. 纤维软骨   B. 透明软骨   C. 环状软骨   D. 弹性软骨   E. 会厌软骨

42. 患者因病毒感染,导致角膜炎反复发作,出现眼痛、畏光、流泪的症状,此症状提示病毒侵犯的神
经末梢是( )

A. 游离神经末梢   B. 有被囊神经末梢

C. 躯体运动神经末梢   D. 内脏运动神经末梢

E. 眼部神经末梢

(三)B 型题(配伍选择题)

(43～47 题共用备选答案)

A. 细胞核   B. 细胞   C. 基质   D. 细胞器   E. 细胞质

43. 人体结构和功能的基本单位是( )

44. 人体内绝大多数细胞都有( )

45. 细胞质内具有一定形态结构和生理功能的有形成分是( )

46. 无定形的胶状物质为( )

47. 位于细胞膜与细胞核之间的是( )

(48～52 题共用备选答案)

A. 单层柱状上皮   B. 复层扁平上皮

C. 变移上皮   D. 假复层纤毛柱状上皮

E. 单层立方上皮

48. 分布于肾小管、小叶间胆管的是( )

49. 分布于胃、肠、胆囊和子宫腔面的是( )

50. 分布于呼吸道的是( )

51. 分布于肾盂、输尿管、膀胱的是( )

52. 分布于口腔、食管、阴道的是( )

（53～57题共用备选答案）

  A. 红细胞   B. 中性粒细胞   C. 血小板   D. 单核细胞   E. 嗜酸性粒细胞

53. 在凝血和止血过程中发挥作用的是（ ）

54. 血液中数量最多的细胞是（ ）

55. 变性坏死成为脓细胞的是（ ）

56. 白细胞中体积最大的是（ ）

57. 参与减轻过敏反应的细胞是（ ）

（四）X型题（多项选择题）

58. 上皮组织的结构特点包括（ ）

  A. 细胞多而密集排列   B. 细胞间质含量少

  C. 一般不含血管   D. 按功能分为单层上皮和复层上皮

  E. 分布于内脏和血管壁

59. 化学性突触电镜下结构有（ ）

  A. 突触前膜   B. 突触后膜   C. 突触间隙   D. 突触小泡   E. 神经介质

60. 神经元按功能分为（ ）

  A. 假单极神经元 B. 双极神经元 C. 感觉神经元 D. 联络神经元 E. 运动神经元

61. 神经元按形态分为（ ）

  A. 传入神经元 B. 传出神经元 C. 假单极神经元 D. 双极神经元 E. 多极神经元

62. 疏松结缔组织的纤维成分是（ ）

  A. 胶原纤维   B. 弹性纤维   C. 肌原纤维   D. 神经纤维   E. 网状纤维

63. 肌节（ ）

  A. 是肌原纤维的结构单位   B. 是肌原纤维的功能单位

  C. 位于相邻的两个Z线之间   D. 包括两个明带和一个暗带

  E. 只存在于骨骼肌和心肌纤维

64. 构成网状组织的主要成分有（ ）

  A. 网状纤维   B. 胶原纤维   C. 成纤维细胞 D. 网状细胞   E. 脂肪细胞

65. 平滑肌分布于（ ）

  A. 舌   B. 子宫   C. 膀胱   D. 胃   E. 动脉

66. 上皮组织按其分布及功能不同可分为（ ）

  A. 被覆上皮   B. 单层上皮   C. 复层上皮   D. 腺上皮   E. 特殊上皮

67. 单层上皮分为（ ）

  A. 单层扁平上皮   B. 单层立方上皮

  C. 单层柱状上皮   D. 变移上皮

  E. 假复层纤毛柱状上皮

68. 中枢神经系统的神经胶质细胞包括（ ）

  A. 施万细胞   B. 卫星细胞   C. 室管膜细胞 D. 小胶质细胞 E. 星形胶质细胞

69. 血细胞包括（ ）

A. 红细胞　　　　B. 血小板　　　　C. 血清　　　　D. 纤维蛋白原　　　　E. 白细胞

70. 下列属于细胞膜功能的是(　　　)

　　A. 保持细胞的完整性及维持细胞形态

　　B. 选择性通透作用,保持细胞内环境的相对稳定

　　C. 细胞膜受体功能

　　D. 是 DNA 复制和 RNA 转录的基地

　　E. 是合成糖体的场所

71. 神经元根据功能分为(　　　)

　　A. 感觉神经元　　　B. 多极神经元　　　C. 运动神经元　　　D. 中间神经元　　　E. 假单极神经元

72. 在男性身上(　　　)

　　A. 体细胞核型是 46,XY　　　　　　　　　B. 体细胞核型是 46,X

　　C. 生殖细胞核型是 23,X　　　　　　　　　D. 生殖细胞核型是 23,X 或 23,Y

　　E. 生殖细胞,染色体为 23 条

73. 下列属于上皮细胞特点的是(　　　)

　　A. 细胞少,细胞间质多　　　　　　　　　B. 具有明显的极性

　　C. 内含血管　　　　　　　　　　　　　　D. 有丰富的感觉神经末梢

　　E. 内含淋巴

74. 下列属于骨组织细胞的有(　　　)

　　A. 骨原细胞　　　B. 成骨细胞　　　C. 破骨细胞　　　D. 脂肪细胞　　　E. 肥大细胞

75. 下列属于构成细胞的化合物的是(　　　)

　　A. 水　　　　　B. 无机盐　　　　C. 蛋白质　　　　D. 核酸　　　　E. 糖类

四、简答题

1. 简述被覆上皮的分类。

2. 简述成熟红细胞的形态和功能。

3. 为什么骨骼肌纤维有较明显的横纹?

4.试述多极神经元的形态结构。

五、案例分析题

患者,男,16岁,以呼吸困难、恶心、呕吐、意识模糊半小时入院。查体:患者口唇呈樱桃红色,其他无异常。血气分析:HbCO 饱和度 40%。半小时前曾紧闭门窗用炭火取暖。请思考以下问题:

为什么空气中一氧化碳浓度升高时,会出现缺氧性呼吸困难,严重者可致死亡?

第二章 运动系统

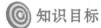 **知识目标**

(1)能说出人体各部骨的名称、形态和数目。

(2)能说出骨的连接的分类及运动形式。

(3)会辨认骨的骨性标志。

(4)能说出主要关节的组成、结构特点及运动形式。

(5)能说出肌的形态、构造及辅助结构。

(6)全身浅层肌肉结构的名称、位置、形态和功能。

 知识要点

一、运动系统的组成

运动系统由骨、骨连结、骨骼肌组成。

(一)骨的数目、分部、形态分类及构造

1. 骨的数目 成人骨共 206 块,分为颅骨 29 块(包括 6 块听小骨)、躯干骨 51 块、四肢骨(126 块)。

2. 形态分类 长骨、短骨、扁骨和不规则骨。

(二)关节的基本结构及辅助结构

1. 关节的基本结构 关节面、关节囊、关节腔。

2. 关节的辅助结构 韧带、关节盘及半月板、关节唇。

(三)全身骨及其连结

1. 躯干骨及其连结

(1)躯干骨的组成及数目:躯干骨共 51 块,包括 24 块椎骨(包括 7 块颈椎、12 块胸椎、5 块腰椎)、1 块骶骨、1 块尾骨、24 块肋骨、1 块胸骨。

(2)椎骨的一般特征:一个椎体、一个椎弓、一个椎孔、七个突起。

(3)各部椎骨的特征:颈椎多出横突孔、胸椎椎体有肋凹、腰椎各部都粗大。

2. 肋的分类 真肋为第 1~7 肋,假肋为第 8~10 肋,浮肋为第 11~12 肋。

3. 胸骨的结构及胸骨角的概念

(1)胸骨的结构:胸骨柄、胸骨体、剑突。

(2)胸骨角:胸骨柄与胸骨体接触处稍向前突起的部分称胸骨角,两侧平对第 2 肋,是计数肋的重要标志。

4. 躯干骨的连结

(1)脊柱的 4 个生理弯曲名称:颈曲、胸曲、腰曲、骶曲。

（2）胸廓的组成：胸廓＝12 块胸椎＋12 对肋骨＋1 块胸骨＋骨连结。

（四）颅骨

颅骨共 29 块，包括 8 块脑颅骨、15 块面颅骨和 6 块听小骨（详见耳）。

1. **脑颅骨**　围成颅腔，容纳脑。

组成：成对骨有顶骨、颞骨。不成对骨有额骨、筛骨、蝶骨、枕骨。

2. **面颅骨**　形成面部的骨性基础。

组成：成对骨有上颌骨、鼻骨、泪骨、颧骨、腭骨、下鼻甲骨。不成对骨有犁骨、下颌骨、舌骨。

3. **新生儿颅骨特征**　前囟：1～2 岁前闭合；后囟：出生后不久即闭合。

（五）四肢骨及其连结

1. **四肢骨的数目、名称、分部**　64 块上肢骨（一侧 32 块），62 块下肢骨（31 块）；髋骨由髂骨、坐骨、耻骨组成。

2. **四肢骨的连结**

（1）肩关节的组成：肱骨头和关节盂。

特点：肱骨头大而圆，关节盂浅而小；关节囊薄而松弛，其前、后和上方都有肌腱和韧带加强，下方最为薄弱，是最常见的脱位部位。

（2）肘关节的组成：肱尺关节、肱桡关节、桡尺近侧关节。

特点：关节囊的前、后壁薄弱而松弛，后壁最薄弱，故脱位以后脱位常见。

3. **骨盆、髋关节、膝关节**

（1）骨盆的组成：由骶骨、尾骨、左髋骨和右髋骨连接而成。

（2）膝关节的组成：股骨下端、胫骨上端、髌骨。

（六）骨骼肌

1. **概述**

（1）肌的分类：①根据位置可分为头肌、颈肌、躯干肌、四肢肌。②根据外形可分为长肌、短肌、扁肌和轮匝肌。③根据作用可分为屈肌、伸肌、内收肌、外展肌、旋内肌和旋外肌。

（2）肌的构造：由肌腹和肌腱构成。

（七）头肌

1. **面肌**　位于面部和颅顶，为扁薄皮肌，多起自颅骨，止于头面部皮肤，收缩时可改变面部皮肤的位置、外形，显示为各种表情，故又称表情肌。主要的面肌有眼轮匝肌、口轮匝肌、枕额肌等。

2. **咀嚼肌**　主要分布于颞下颌关节的周围，参与完成咀嚼运动，主要有咬肌、颞肌、翼内肌和翼外肌等。

3. **颈肌**　颈肌位于颅和胸廓之间，分浅、深两层。浅层主要有胸锁乳突肌和颈阔肌。胸锁乳突肌斜列于颈部两侧，两侧同时收缩时，可使头后仰；一侧收缩时，可使头偏向同侧，而面部转向对侧。

4. **躯干肌**

（1）背肌：包括斜方肌、背阔肌和竖脊肌。①斜方肌位于背上部和项部，单侧呈三角形，两侧相接呈斜方形。②背阔肌位于背下部，为全身最宽阔的扁肌。

（2）胸肌：主要有胸大肌、胸小肌、肋间肌、前锯肌等。

（3）膈肌：分隔胸腔和腹腔，为一向上膨隆的扁肌。膈起自胸廓下口周缘，肌腹由周边向中央汇合，连于中央部的腱膜称中心腱。膈上有 3 个裂孔，位于脊柱前方的称主动脉裂孔，约平第 12 胸椎，有主动脉和胸导管通过；主动脉裂孔的左前方有食管裂孔，约平第 10 胸椎，有食管和迷走神经通过；在食管裂孔的右前方，在中心腱内有腔静脉孔，约平第 8 胸椎，有下腔静脉通过。

（4）腹肌：位于胸廓下部和骨盆上缘之间，是构成腹壁的主要结构，可分为前外侧群和后群。另需注意男性腹股沟管有精索通过,女性有子宫圆韧带通过。

（八）四肢肌

1. 上肢肌　依所在部位可分为肩肌、臂肌、前臂肌和手肌。

2. 下肢肌　按部位分为髋肌、大腿肌、小腿肌和足肌。

 目标检测

一、名词解释

1. 胸骨角

2. 翼点

3. 椎间盘

4. 股三角

5. 腹股沟韧带

6. 腹股沟三角

7. 肋弓

8. 关节腔

9. 界线

10. 足弓

二、填空题

1. 椎体后面与椎弓共同围成_____,全部椎孔相连形成_____,相邻椎骨的椎上、下切迹共同围成_____。

2. 第1～7对肋前端与胸骨连接,称_____,第8～10对肋前端借肋软骨与上位肋软骨连接,形成_____,称_____,第11、12对肋前端游离,称_____。

3. 脑颅骨中,成对的有_____和_____;面颅骨中,单块的有_____、_____和_____。

4. 鼻旁窦包括_____、_____、_____和_____等四对,其中,窦底位置最低者是_____。

5. 新生儿前囟呈_____形,位于_____的前端,一般于出生后_____闭合。

6. 肩胛骨呈_____形,其上角平对第_____肋,下角平对第_____肋。

7. 髋骨最低的骨性标志是_____,最高的是_____。此外,在体表还可触到_____、_____、_____、_____和_____。

8. 在直接连结中,骨与骨之间借_____、_____和_____相连结。

9. 关节的基本结构包括_____、_____和_____。

10. 相邻椎体之间借_____、_____和_____相连结,相邻椎弓之间借_____、_____、_____和_____相连结。

11. 椎间盘由外周部的_____和中央部的_____构成,它柔软而富有_____,是连结_____的主要结构。

12. 肘关节伸直时,肱骨的_____、_____和_____三点成一直线,当肘关节屈90°时,此三点构成一个_____。当肘关节后脱位时,_____向后上移位,三点位置关系发生改变。

13. 骨盆由_____、_____及其_____构成。骨盆以_____为界,可分为大、小骨盆。骨盆上口即_____,由_____、_____、_____、_____和_____围成。

14. 人体最复杂的关节是_____关节,其关节囊内有_____、_____、_____和_____等辅助结构。

15. 足弓可分为前后方向的_____和内外侧方向的_____。

16. 肌通常以两端附于两块或两块以上的骨上,在_____骨上的附着点称为起点,_____骨上的附着点称为止点。

17. 腹肌前外侧群三对阔肌,由浅至深是_____、_____和_____,位于中线两侧的是_____。

18. 竖脊肌属_____部_____层肌,其作用是使_____,是维持人体_____的重要肌。

19. 膈平第10胸椎水平的裂孔称_____,有_____和_____通过。

20. 肱二头肌的长头起于_____,短头起于_____,止于_____。其作用是使肘关节、肩关节_____,使前臂骨_____。

21. 髂肌与腰大肌合称为_____,收缩时可使髋关节_____,下肢固定时使躯干_____。

22. 臂的前群肌包括_____、_____和_____;小腿前群肌包括_____、_____和_____。

23. 头肌包括_____和咀嚼肌,后者包括_____、_____、_____和_____。

24. 运动系统由_____、_____、_____所组成。

25. 成人骨全身有_____块,其中_____块听小骨属于感觉器。

26. 骨由_____、_____、_____构成。

27. 骨按形态分为_____、_____、_____、_____。

28. 骨髓分_____和_____。

28. 关节的辅助结构有_____和_____。

29. 躯干骨共有_____块。

30. 躯干骨包括_____、_____和_____,它们借骨连结构成脊柱和胸廓。

31. 脊柱由_____块椎骨借椎间盘、韧带和关节连结而成。

32. 胸廓由_____块胸椎、_____对肋、胸骨组成。

33. 胸骨由_____、_____和_____组成。

34. 肩关节由_____和_____构成。

35. 肘关节包括_____、_____和_____三个关节。

36. 在形态分类上,腕骨属于_____、椎骨属于_____、肋骨属_____。

37. _____是人体最大的籽骨。

38. 骶管麻醉常以_____作为标志。

39. 胸骨柄与胸骨体连接处向前凸起称_____。

40. 颅骨有_____块,其中脑颅骨_____块,面颅骨_____块。

41. 上肢骨每侧_____块。

42. 下肢骨每侧_____块。

43. 肱骨_____处最易骨折。

44. 第 1 颈椎又称_____。

45. 第 7 颈椎又称_____,是计数椎骨序数的重要标志。

三、选择题

(一)A1 型题(单句型最佳选择题)

1. 下列各骨中,属于长骨的是(　　)
   　　A.肩胛骨　　　　　B.肋骨　　　　　　C.距骨　　　　　D.指骨　　　　　E.舟骨

2. 下列各骨中,不属躯干骨的是(　　)
   　　A.骶骨　　　　　B.胸骨　　　　　　C.椎骨　　　　　D.肩胛骨　　　　E.肋骨

3. 下列关于第 1 颈椎的叙述,正确的是(　　)

A. 没有椎体、棘突和关节面 　　　　　　　B. 前弓长,后弓短

C. 上连枢椎 　　　　　　　　　　　　　　D. 由椎体和椎弓构成

E. 呈环状,故名寰椎

4. 下列关于第 7 颈椎的叙述,错误的是(　　　)

　　A. 棘突特长,末端分叉 　　　　　　　B. 有横突孔

　　C. 又名隆椎 　　　　　　　　　　　　D. 有椎体和椎弓

　　E. 是确定椎骨序数的体表标志

5. 下列关于胸椎的叙述,正确的是(　　　)

　　A. 椎体侧面有肋凹 　　　　　　　　　B. 有横突肋凹

　　C. 参与胸廓构成 　　　　　　　　　　D. 棘突长,向后下方倾斜

　　E. 以上全对

6. 下列关于肩胛骨的叙述,正确的是(　　　)

　　A. 内侧缘有肩胛切迹 　　　　　　　　B. 外侧角膨大,有关节盂

　　C. 下角对应第 6 肋 　　　　　　　　　D. 背面有肩胛下窝

　　E. 肩峰位于肩胛冈的上方

7. 桡神经沟位于(　　　)

　　A. 桡骨体内侧面 　　　　　　　　　　B. 肱骨体外侧面

　　C. 肱骨下端后面 　　　　　　　　　　D. 肱骨体中部后面

　　E. 肱骨内上髁上方

8. 在颅底外面不能看见(　　　)

　　A. 圆孔 　　　　　　　　　　　　　　B. 颈静脉孔

　　C. 颈动脉管外口 　　　　　　　　　　D. 骨腭

　　E. 关节结节

9. 下列关于骶骨的叙述,正确的是(　　　)

　　A. 骶骨底位于下方 　　　　　　　　　B. 盆面有四对骶后孔

　　C. 骶管裂孔往下通骶管 　　　　　　　D. 骶前孔与骶后孔不连通

　　E. 骶骨侧部有耳状面,这是与下肢骨连结的关节面

10. 下列不属肱骨下端骨性标志的是(　　　)

　　A. 滑车切迹　　　B. 肱骨小头　　　C. 内上髁　　　D. 外上髁　　　E. 鹰嘴窝

11. 下列不属股骨上端骨性标志的是(　　　)

　　A. 股骨颈　　　B. 转子间线　　　C. 小转子　　　D. 臀肌粗隆　　　E. 股骨头

12. 下列关于胫骨的叙述,正确的是(　　　)

　　A. 上端膨大,两侧的突出称内上髁、外上髁　　　B. 上端后面的隆起称胫骨粗隆

　　C. 下端外下方的突起称内踝　　　　　　　　　D. 内踝的外面有关节面

　　E. 下端内侧面有腓切迹

13. 在体表不可触及的骨性标志是(　　　)

　　A. 乳突　　　　　B. 尺骨骨间缘　　　C. 髂嵴　　　D. 坐骨结节　　　E. 肱骨大结节

14. 四对鼻旁窦中开口于上鼻道的是(　　　)

  A. 上颌窦   B. 蝶窦   C. 筛窦前群   D. 筛窦后群   E. 额窦

15. 确定骶管裂孔的标志是(　　　)

  A. 岬   B. 骶角   C. 骶后孔   D. 骶前孔   E. 骶结节

16. 位于肱骨体后面中份的斜行沟是(　　　)

  A. 尺神经沟 B. 解剖颈 C. 结节间沟 D. 外科颈 E. 桡神经沟

17. 胸骨角平对(　　　)

  A. 第1肋软骨 B. 第2肋软骨 C. 第3肋软骨 D. 第4肋软骨 E. 肋弓

18. 位于颅前窝的结构是(　　　)

  A. 垂体窝   B. 筛孔   C. 眶上裂   D. 圆孔   E. 视神经管

19. 下列属于脑颅骨的是(　　　)

  A. 下颌骨   B. 上颌骨 C. 鼻骨   D. 顶骨   E. 下鼻甲

20. 下列关于膝关节的叙述,正确的是(　　　)

  A. 由股骨下端、胫骨上端的髌骨构成   B. 内侧半月板呈"O"形

  C. 外侧半月板呈"C"形   D. 关节囊外有前、后交叉韧带

  E. 关节腔内有滑膜襞

21. 下列关于颈椎的叙述,正确的是(　　　)

  A. 均有椎体和椎弓   B. 第1~2颈椎无横突孔

  C. 棘突末端都分叉   D. 第6颈椎棘突末端膨大成颈动脉结节

  E. 第7颈椎又名隆椎

22. 鼻泪管开口于(　　　)

  A. 上鼻道   B. 中鼻甲 C. 中鼻道前份 D. 下鼻道 E. 蝶筛隐窝

23. 下列关于椎间盘的叙述,正确的是(　　　)

  A. 位于脊柱各椎弓之间   B. 髓核最易向前外方脱出

  C. 髓核最易向后方脱出破裂   D. 由纤维环和髓核构成

  E. 椎间盘脱出症最易发生于胸椎

24. 位于眉弓深方的鼻旁窦是(　　　)

  A. 上颌窦   B. 蝶窦   C. 额窦   D. 筛窦前群   E. 筛窦中群

25. 下列关于肋的叙述,正确的是(　　　)

  A. 上6对肋称真肋   B. 肋骨上缘内面有肋沟

  C. 由肋骨和肋软骨构成   D. 肋的前端与胸椎体相连结

  E. 下6对肋称浮肋

26. 下列含有关节盘的是(　　　)

  A. 颞下颌关节 B. 肘关节 C. 髋关节 D. 肩关节 E. 膝关节

27. 下列属于面颅骨的是(　　　)

  A. 额骨   B. 下颌骨 C. 蝶骨   D. 颞骨   E. 枕骨

28. 关于翼点的构成,正确的是(　　　)

A. 额骨、蝶骨小翼、枕骨和顶骨
B. 顶骨、蝶骨大翼、额骨和枕骨
C. 颧骨、额骨、枕骨和颞骨
D. 额骨、顶骨、颞骨和蝶骨大翼
E. 枕骨、顶骨、颞骨和蝶骨大翼

29. 脊柱的正常生理弯曲是(　　)
A. 颈曲凸向后
B. 胸曲凸向前
C. 腰曲凸向前
D. 骶曲凸向前
E. 胸曲出生后出现

30. 下列关于踝关节的叙述,正确的是(　　)
A. 由胫骨下端与距骨构成
B. 由胫骨、腓骨下端与距骨构成
C. 由胫骨下端与跟骨构成
D. 囊内有韧带
E. 囊外无韧带

31. 下列关于肘关节的叙述,正确的是(　　)
A. 由肱尺关节和肱桡关节组成
B. 肱尺关节可做旋转运动
C. 可作外展运
D. 关节腔内有环状韧带
E. 由肱尺关节、肱桡关节和桡尺近侧关节组成

32. 肩胛骨下角平对(　　)
A. 第 7 肋
B. 第 6 肋
C. 第 5 肋
D. 第 8 肋
E. 第 8 肋间隙

33. 前囟闭合的时间是(　　)
A. 出生前
B. 出生后 6 个月
C. 出生后 1～5 岁
D. 出生后 3 岁
E. 出生后 4 岁

34. 下列属于黄韧带连结于相邻椎骨之间结构的是(　　)
A. 关节突
B. 横突
C. 椎弓板
D. 棘突
E. 椎体

35. 防止脊柱过度后伸的主要结构是(　　)
A. 前纵韧带
B. 后纵韧带
C. 黄韧带
D. 关节突关节
E. 棘上韧带

36. 下列关于脊柱的叙述,不正确的是(　　)
A. 脊柱有 4 个生理性弯曲,其中颈曲、腰曲凸向前
B. 脊柱两侧有椎间孔,孔内有脊神经根和血管通过
C. 脊柱是保护脊髓最重要的结构
D. 脊柱椎骨间的连结稳固而灵活,故运动范围很大
E. 脊柱颈腰部和颈部损伤最常见

37. 下列关于胸廓的叙述,正确的是(　　)
A. 由 12 块胸椎、12 对肋骨和 1 块胸骨连结而成
B. 上窄下宽,前后径小于横径
C. 胸廓下口完整,仅由左、右肋弓围成
D. 将关节腔分为上、下二腔
E. 肋弓由第 8～12 对肋软骨分别与上位肋软骨连结而成

38. 下列关于下颌关节的叙述,正确的是(　　)
A. 关节面由下颌头和下颌窝构成
B. 关节囊内有韧带
C. 脱位时,常见下颌头滑出关节囊外
D. 上关节腔与下关节腔之间有关节盘

E.可做屈伸和收展运动

39.通过肩关节囊内的结构是( )
  A.半月板　　　　B.盂唇　　　　C.韧带　　　　　　D.肌腱　　　　　E.翼状襞

40.下列关于桡腕关节的叙述,正确的是( )
  A.由桡骨、尺骨下端构成关节窝　　　　　　　B.由近侧列4块腕骨构成关节头
  C.关节腔内有关节盘　　　　　　　　　　　　D.可做屈、伸、收、展和旋转运动
  E.四周有韧带加强

41.下列关于骨盆的叙述,不正确的是( )
  A.全部由滑膜关节构成　　　　　　　　　　　B.骨盆具有性别差异
  C.界线即骨盆上口　　　　　　　　　　　　　D.耻骨弓由两侧坐骨支与耻骨下支围成
  E.骨盆腔即骨盆上、下口之间的腔

42.下列属于髋关节可做的运动的是( )
  A.屈、伸　　　　B.收、展　　　　C.旋转　　　　　D.环转　　　　　E.以上全对

43.下列关于距小腿关节的叙述,错误的是( )
  A.又称踝关节　　　　　　　　　　　　　　　B.内侧有三角韧带
  C.外侧韧带薄弱易损伤　　　　　　　　　　　D.足背屈即屈踝关节
  E.关节面由胫骨、腓骨下端和距骨滑车构成

44.下列不属躯干肌的是( )
  A.腹直肌　　　　B.胸小肌　　　　C.大圆肌　　　　D.背阔肌　　　　E.肩胛提肌

45.下列关于腹肌肌间结构的叙述,错误的是( )
  A.腹股沟韧带、腹白线以及腹股沟管的浅环、前壁均由腹外斜肌腱膜参与构成
  B.腹直肌完全被腹直肌鞘所包裹
  C.腹白线实际上是由左、右三对扁肌的腱膜交织构成
  D.腹股沟管实际上是三块扁肌之间的裂隙
  E.腹股沟管上壁由腹内斜肌和腹外斜肌组成

46.下列关于膈的叙述,错误的是( )
  A.为向上膨隆呈穹隆状的阔肌　　　　　　　　B.外周为肌性部,中心为腱膜
  C.有三个裂孔,最低者是食管裂孔　　　　　　D.收缩时膈顶下降,胸腔扩大
  E.位于胸腹腔之间

47.下列关于胸锁乳突肌的叙述,正确的是( )
  A.为颈部深肌　　　　　　　　　　　　　　　B.起于锁骨的胸骨端
  C.一侧收缩使脸转向对侧　　　　　　　　　　D.一侧收缩使头向对侧倾斜
  E.两侧共同收缩使头前俯

48.能使肩胛骨向前并旋外的肌肉是( )
  A.斜方肌　　　　B.背阔肌　　　　C.前锯肌　　　　D.肩胛提肌　　　　E.大圆肌

49.下列关于肱二头肌的叙述,正确的是( )
  A.长头起于盂下结节　　　　　　　　　　　　B.短头起于盂上结节

C. 止于尺骨粗隆　　　　　　　　　　　　　D. 可使前臂旋后

E. 可伸前臂

50. 下列关于肌的起止和作用,错误的是(　　　)

A. 肌的起止点是固定不变的

B. 多数面肌一端附于皮肤上,一端附于骨面上

C. 个别肌的止点位于肌的中央

D. 肌的两端跨过一个或多个关节

E. 肌跨过哪个关节就对哪个关节起作用

51. 下列关于呼吸肌的说法,错误的是(　　　)

A. 所有能够提肋的肌肉都可助吸气

B. 除肋间内肌外,所有胸肌都与吸气有关

C. 腹肌与呼气有关

D. 膈是最重要的呼吸肌

E. 膈与排便、分娩等活动无关

52. 下列属于背肌浅层肌的是(　　　)

A. 竖脊肌　　　　B. 斜方肌　　　　C. 口轮匝肌　　　　D. 肋间外肌　　　　E. 腰方肌

53. 三角肌(　　　)

A. 为胸上肢肌　　　　　　　　　　　　　　B. 起自锁骨全长、肩峰和肩胛冈

C. 从四周包围肩关节,由桡神经支配　　　　D. 由尺神经支配

E. 主要使肩关节外展

54. 下列对肱三头肌的叙述,正确的是(　　　)

A. 长头起自盂上结节　　　　　　　　　　　B. 内、外侧头分别起自桡神经沟上、下方

C. 止于尺骨冠突　　　　　　　　　　　　　D. 能伸肘、伸肩并内收

E. 以上都对面

55. 下列关于斜方肌的叙述,正确的是(　　　)

A. 上起枕外隆凸和上项线　　　　　　　　　B. 项部起自项韧带和第7颈椎棘突

C. 下部起自全部胸椎棘突　　　　　　　　　D. 止于肩峰、肩胛冈和锁骨外侧1/3

E. 以上全对

56. 肱骨易发生骨折的部位是(　　　)

A. 肱骨头　　　　B. 外科颈　　　　C. 桡神经沟　　　　D. 小结节　　　　E. 大结节

57. 全身最长的肌是(　　　)

A. 三角肌　　　　B. 背阔肌　　　　C. 缝匠肌　　　　D. 腹直肌　　　　E. 斜方肌

58. 背阔肌可使(　　　)

A. 肩胛骨后移、旋外　　　　　　　　　　　B. 肩关节旋外、后伸

C. 肩胛骨内收、后伸、旋内　　　　　　　　D. 肩关节内收、旋外

E. 肩胛骨向同侧屈

59. 胸大肌止于(　　　)

A. 肱骨大结节　　B. 肱骨大结节嵴　　C. 肱骨小结节　　D. 肱骨小结节嵴　　E. 结节间沟

60. 腔静脉孔约平对(　　)

    A. 第 8 胸椎　　　　B. 第 9 胸椎　　　　C. 第 10 胸椎　　　　D. 第 11 胸椎　　　　E. 第 12 胸椎

61. 食管裂孔约平对(　　)

    A. 第 8 胸椎　　　　B. 第 9 胸椎　　　　C. 第 10 胸椎　　　　D. 第 11 胸椎　　　　E. 第 12 胸椎

62. 主动脉裂孔约平对(　　)

    A. 第 8 胸椎　　　　B. 第 9 胸椎　　　　C. 第 10 胸椎　　　　D. 第 11 胸椎　　　　E. 第 12 胸椎

63. 腹外斜肌(　　)

    A. 起自上 8 位肋骨的外侧面　　　　　　　　　B. 止于髂嵴和白线

    C. 肌纤维斜向前下　　　　　　　　　　　　　D. 在弓状线处移行为腱膜

    E. 向内包裹腹直肌

64. 下列关于腹直肌的叙述,正确的是(　　)

    A. 位于腹直肌鞘内　　　　　　　　　　　　　B. 有 3~4 条横行的腱划

    C. 起自耻骨联合和耻骨嵴　　　　　　　　　　D. 呈上宽下窄状

    E. 以上都对

65. 下列具有降肋助呼气作用的是(　　)

    A. 肋间外肌和肋间内肌　　　　　　　　　　　B. 肋间内肌和腹肌前外侧群

    C. 肋间内肌和膈　　　　　　　　　　　　　　D. 膈和腹前外侧肌群

    E. 以上都对

(二)A2 型题(病例摘要型最佳选择题)

66. 小明在打羽毛球时用力过猛,肩部突然剧痛,无法运动,检查时发现呈方肩畸形,触诊肩峰下方空虚,腋窝下触到肱骨头。请分析小明肩关节最有可能脱位的方向是(　　)

    A. 易向后外侧下方脱位　　　　　　　　　　　B. 易向前外侧下方脱位

    C. 易向前外侧上方脱位　　　　　　　　　　　D. 易向后外侧上方脱位

    E. 易向前内侧上方脱位

67. 小王家孩子今年 3 岁,近段时间发现孩子头形不正常,去医院检查头前部有骨缝,有凹陷,诊断为前囟未闭合,请问前囟闭合的时间是(　　)

    A. 出生前　　　　　　　　　　　　　　　　　B. 出生后 6 个月

    C. 出生后 1~2 岁　　　　　　　　　　　　　D. 出生后 3 岁

    E. 出生后 4 岁

68. 小明在打篮球时摔倒,手着地,无法运动,检查时发现肘部明显畸形,肘窝部饱满。请分析小明肘关节最有可能脱位的方向是(　　)

    A. 易向后方脱位　　　　　　　　　　　　　　B. 易向内侧上方脱位

    C. 易向前外侧上方脱位　　　　　　　　　　　D. 易向后外侧上方脱位

    E. 易向前内侧上方脱位

69. 下列对下颌骨的叙述,错误的是(　　)

    A. 分为下颌支和下颌体　　　　　　　　　　　B. 于体表可明显触及下颌角

    C. 下颌体前外侧面有颏孔　　　　　　　　　　D. 下颌支外面有下颌孔

    E. 髁突上方膨大部称下颌头

70. 某伤员锁骨外、中 1/3 处骨折,锁骨内侧段断端向上移位由( )引起。
    A. 颈阔肌   B. 胸大肌   C. 胸锁乳突肌   D. 舌骨下肌群   E. 三角肌

71. 斜方肌瘫痪时,不能( )
    A. 上臂外展   B. 躯体后伸   C. 弯腰   D. 耸肩   E. 低头

72. 某患者上肢神经损伤,手指不能向中指靠拢,可能瘫痪的肌肉是( )
    A. 拇收肌   B. 拇对掌肌   C. 蚓状肌   D. 骨间掌侧肌   E. 骨间背侧肌

73. 患者外伤致腓骨小头处骨折,伤后患足不能背伸,其原因是( )
    A. 胫前肌损   B. 坐骨神经损伤   C. 胫后肌损伤   D. 腓总神经损伤   E. 胫后神经损伤

(三)B 型题(配伍选择题)

(74~83 题共用备选答案)
    A. 肩胛骨   B. 肱骨   C. 桡骨   D. 尺骨   E. 胸骨

74. 有桡神经沟的是( )

75. 有鹰嘴的是( )

76. 有肩峰的是( )

77. 有解剖颈的是( )

78. 有剑突的是( )

79. 有胸骨角的是( )

80. 有关节盂的是( )

81. 有鹰嘴窝的是( )

82. 有尺切迹的是( )

83. 有尺神经沟的是( )

(84~89 题共用备选答案)
    A. 下颌骨   B. 筛骨   C. 颞骨   D. 颧骨   E. 顶骨

84. 属于成对面颅骨的是( )

85. 有乳突的是( )

86. 有鸡冠的是( )

87. 属于不成对脑颅骨的是( )

88. 属于不成对面颅骨的是( )

89. 有冠突的是( )

(90~91 题共用备选答案)
    A. 上额窦   B. 筛窦后群   C. 额窦   D. 蝶窦   E. 鼻泪管

90. 开口于上鼻道的是( )

91. 开口于蝶筛隐窝的是( )

(92~99 题共用备选答案)
    A. 肩胛骨   B. 肱骨   C. 股骨   D. 腕骨   E. 肋骨

92. 属于下肢骨的是( )

93. 属于躯干骨的是( )

94. 属于不规则骨的是( )

95. 属于短骨的是( )

96. 属于扁骨的是(　　)

97. 有大转子的是(　　)

98. 有臀肌粗隆的是(　　)

99. 有肋神经沟的是(　　)

(100~106题共用备选答案)

　　A. 三角肌　　　　B. 肱二头肌　　　　C. 肱三头肌　　　　D. 股四头肌　　　　E. 臀大肌

100. 可以伸膝关节的是(　　)

101. 可以伸肘关节的是(　　)

102. 可以屈肘关节的是(　　)

103. 可以使肩关节外展的是(　　)

104. 可以使髋关节伸和旋外的是(　　)

105. 肌内注射疫苗常选的部位是(　　)

106. 常选作肌内注射的部位是(　　)

(107~114题共用备选答案)

　　A. 股四头肌　　　　B. 腓肠肌　　　　C. 背阔肌　　　　D. 缝匠肌　　　　E. 半腱肌

107. 构成股三角外侧界的是(　　)

108. 屈膝关节和使踝关节跖屈的是(　　)

109. 构成腘窝上内侧界的是(　　)

110. 既能屈髋关节又能屈膝关节的是(　　)

111. 全身最长的肌(　　)

112. 全身体积最大的肌(　　)

113. 全身面积最大的扁肌(　　)

114. 可以拉躯干向上,协助吸气的是(　　)

(115~117题共用备选答案)

　　A. 胫骨前肌　　　　B. 胫骨后肌　　　　C. 腓肠肌　　　　D. 胫骨短肌　　　　E. 趾长伸肌

115. 使足跖屈和足外翻的是(　　)

116. 使足背屈和足内翻的是(　　)

117. 使足跖屈和足内翻的是(　　)

(四)X型题(多项选择题)

118. 下列属于长骨的是(　　)

　　A. 指骨　　　　B. 髋骨　　　　C. 桡骨　　　　D. 胫骨　　　　E. 肋骨

119. 下列关于骨的数目与组成,叙述正确的是(　　)

　　A. 成人躯干骨由24块椎骨、1块胸骨、1块骶骨和1块尾骨组成

　　B. 脑颅有8块,面颅有15块

　　C. 上肢骨共64块,下肢骨62块

　　D. 上肢骨由肩胛骨、肱骨、桡骨、尺骨以及手骨组成

　　E. 下肢骨由髋骨、股骨、胫骨、腓骨和足骨组成

120. 下列关于颈椎,叙述正确的是(　　)

　　A. 有横突孔　　　　　　　　　　　　　　　　B. 棘突末端都分叉

C. 第 1 颈椎无椎体　　　　　　　　　　　　D. 第 2 颈椎有齿突

E. 第 7 颈椎棘突最长

121. 不成对的颅骨是(　　)

　　A. 枕骨　　　　B. 颞骨　　　　C. 筛骨　　　　D. 舌骨　　　　E. 犁骨

122. 体表可触及的骨性标志是(　　)

　　A. 乳突　　　　B. 剑突　　　　C. 横突　　　　D. 胫骨粗隆　　　　E. 坐骨结节

123. 属于腕骨的有(　　)

　　A. 掌骨　　　　B. 手舟骨　　　　C. 三角骨　　　　D. 钩骨　　　　E. 头状骨

124. 鼻旁窦有(　　)

　　A. 额窦　　　　B. 上颌窦　　　　C. 筛窦　　　　D. 蝶窦　　　　E. 下颌窦

125. 开口于中鼻道的鼻旁窦有(　　)

　　A. 额窦　　　　B. 上颌窦　　　　C. 筛窦前、中群　　　　D. 蝶窦　　　　E. 下颌窦

126. 下列各骨中,属于长骨的是(　　)

　　A. 股骨　　　　B. 肱骨　　　　C. 跖骨　　　　D. 指骨　　　　E. 肋骨

127. 下列各骨中,属于短骨的是(　　)

　　A. 手舟骨　　　　B. 月骨　　　　C. 豌豆骨　　　　D. 指骨　　　　E. 肋骨

128. 下列各骨中,属于扁骨的是(　　)

　　A. 顶骨　　　　B. 胸骨　　　　C. 跖骨　　　　D. 指骨　　　　E. 肋骨

129. 下列各骨中,属于不规则骨的是(　　)

　　A. 蝶骨　　　　B. 上颌骨　　　　C. 筛骨　　　　D. 椎骨　　　　E. 跟骨

130. 下列各骨中,属于扁骨的是(　　)

　　A. 指骨　　　　B. 髋骨　　　　C. 桡骨　　　　D. 胫骨　　　　E. 肋骨

131. 下列各骨中,属于成对面颅骨的是(　　)

　　A. 下颌骨　　　　B. 筛骨　　　　C. 颞骨　　　　D. 颧骨　　　　E. 上颌骨

132. 下列各骨中,属于成对脑颅骨的是(　　)

　　A. 下颌骨　　　　B. 筛骨　　　　C. 颞骨　　　　D. 颧骨　　　　E. 顶骨

133. 下列各骨中,属于不成对脑颅骨的是(　　)

　　A. 下颌骨　　　　B. 筛骨　　　　C. 额骨　　　　D. 蝶骨　　　　E. 顶骨

134. 下列各骨中,属于不成对面颅骨的是(　　)

　　A. 下颌骨　　　　B. 犁骨　　　　C. 舌骨　　　　D. 颧骨　　　　E. 顶骨

135. 下列关于腰椎,叙述正确的是(　　)

　　A. 椎体粗大　　　　　　　　　　　　B. 椎孔呈圆形

　　C. 棘突间的间隙较宽　　　　　　　　D. 棘突呈板状水平向后

　　E. 棘突呈叠瓦状排列

136. 关节的基本结构包括(　　)

　　A. 韧带　　　　B. 关节面　　　　C. 关节内软骨　　　　D. 关节腔　　　　E. 关节囊

137. 椎间盘(　　)

　　A. 属于关节内软骨　　　　　　　　　　　　B. 连结于相邻椎骨的椎体之间

　　C. 富于弹性　　　　　　　　　　　　　　　D. 由中央的髓核和周围的纤维环构成

　　E. 用力不当,髓核可脱出压迫脊神经,甚至脊髓

138. 肩关节(　　)

　　A. 关节盂浅而小

　　B. 关节囊上方无韧带

　　C. 最灵活,可做任何方向的运动

　　D. 关节囊的下部最薄弱,是脱位的常见部位

　　E. 关节面差比例较大

139. 膝关节囊内的结构有(　　　)

　　A. 内、外侧半月板　　　　　　　　　　　　B. 胫、腓侧副韧带

　　C. 前、后交叉韧带　　　　　　　　　　　　D. 翼状襞

　　E. 髌韧带

140. 关节脱位或损伤常见于以下情况(　　　)

　　A. 肩关节向前下方脱位　　　　　　　　　　B. 肘关节向后脱位

　　C. 幼儿桡骨头半脱位　　　　　　　　　　　D. 踝关节内翻过度造成韧带损伤

　　E. 膝关节向前脱位

141. 椎骨间的韧带包括(　　　)

　　A. 前纵韧带　　　B. 后纵韧带　　　C. 黄韧带　　　D. 棘上韧带　　　E. 前交叉韧带

142. 外形显露且可触及的肌腱是(　　　)

　　A. 小腿三头肌　　B. 掌长肌腱　　　C. 背阔肌　　　D. 斜方肌　　　E. 肱三头肌

143. 下列关于躯干肌的叙述,正确的是(　　　)

　　A. 胸肌分为浅、深两群　　　　　　　　　　B. 背肌分浅、深两群

　　C. 有些躯干肌可使上肢运动　　　　　　　　D. 有些躯干肌可使下肢运动

　　E. 大多数躯干肌都与呼吸运动有关

144. 属于胸上肢肌者是(　　　)

　　A. 胸大肌　　　B. 胸小肌　　　C. 肋间内肌　　　D. 肋间外肌　　　E. 前锯肌

145. 股四头肌的起点是(　　　)

　　A. 胫骨粗隆　　B. 股骨体前面　　C. 髂前上棘　　　D. 髂前下棘　　　E. 股骨粗线

146. 使膝关节屈的肌是(　　　)

　　A. 股四头肌　　B. 小腿三头肌　　C. 缝匠肌　　　D. 半腱肌、半膜肌　E. 股二头肌

147. 下列组织中可以构成骨的是(　　　)

　　A. 骨质　　　B. 骨膜　　　C. 骨髓　　　D. 骨骼肌　　　E. 血管和神经

四、简答题

1. 简述椎骨的一般形态结构。

2. 试述肩关节的结构和运动。

3. 试比较肩关节与髋关节结构特点的差异之处,为什么会出现这些差异?

4. 肩关节可做哪些运动? 各种运动分别有哪些肌肉参与?

5. 膝关节可做哪些运动? 各种运动分别有哪些肌肉参与?

6. 请分别说出颈椎、胸椎、腰椎骨的数目及主要结构特点。

7. 脊柱侧面观可见哪些弯曲?

8. 从骨的物理化学特性分析幼儿骨为何易变形,老年骨为何易发生骨折?

9. 试述关节的基本构造和辅助结构。

10. 脑颅骨和面颅骨各包括哪些？

11. 试述全身主要的骨性标志。

12. 胸骨角、肩胛下角、第 7 颈椎棘突、髂嵴在临床上有何实际意义？

五、案例分析题

案例 1

患者，男，46 岁，搬重物时突感腰部剧痛，疼痛向左侧大腿和小腿放射，并有麻木及刺痛感。体格检查发现脊柱腰曲变小，躯干歪向右侧，腰椎活动受到限制，右侧下肢上举时疼痛明显。临床诊断：第 5 腰椎间盘突出。请思考以下问题。

1. 椎间盘由哪几部分组成？

2. 固定于椎间盘前后的韧带有哪些？

案例 2

过度张口可造成下颌关节脱位，请问发生这种情况时该关节处于怎样的状态？应该如何正确复位？

案例3

肱骨内上髁骨折可损伤尺神经,出现小鱼际(手掌尺侧)萎缩,手指不能收、展,请问出现该现象可能是哪些肌肉瘫痪造成?

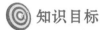

第三章 消化系统

（1）能说出消化系统的组成和功能。

（2）会画出胸部标志线和腹部分区。

（3）能说出口腔的境界分部,咽峡的概念。

（4）能熟记食管的分部和狭窄。

（5）能理解胃的位置、形态及分部。

（6）能说出小肠的分部。

（7）能识别十二指肠的位置、分部及空回肠的差异。

（8）能说出大肠的分部和形态特点,熟记阑尾的位置,根部体表投影。

（9）能说出肝的位置和形态。

（10）能理解胰的位置和形态。

 知识要点

一、概述

（一）胸部标志线和腹部分区

1. 胸部的标志线

（1）前正中线:沿人体前面正中作的垂直线。

（2）胸骨线:沿胸骨外侧缘最宽处作的垂直线。

（3）锁骨中线:通过锁骨中点作的垂直线。

（4）腋前线:通过腋前壁作的垂直线。

（5）腋中线:通过腋前、后线之间的中点作的垂线。

（6）腋后线:通过腋后壁作的垂直线。

（7）肩胛线:通过肩胛下角作的垂线。

（8）后正中线:也称为脊柱中线,通过椎骨棘突或沿脊柱正中下行的垂直线。

（9）胸骨旁线:通过胸骨线与锁骨中线的连线中点的垂直线即为胸骨旁线。

2. 腹部分区　临床上通常用2条横线和2条纵线,将腹部分为9个区。

（二）消化系统的组成和功能

1. 组成　消化系统由消化管和消化腺两部分组成。消化管包括口腔、咽、食管、胃、小肠(十二指肠、空肠、回肠)和大肠(盲肠、阑尾、结肠、直肠、肛管)。临床上通常将口腔到十二指肠的消化管称为上消化道,将空肠到肛管之间的消化管称为下消化道。消化腺包括3对大唾液腺(腮腺、舌下腺、下颌下腺)和肝、胰。

2.功能 ①消化管的功能:运输、消化食物、吸收营养物质、排除食物残渣。②消化腺的功能:分泌消化液参与食物消化。

(三)消化管

1.**消化管壁的结构** 除口腔与咽外,消化管壁结构从内向外分为黏膜、黏膜下层、肌层和外膜四部分。

(1)黏膜:黏膜为管壁的最内层,自内向外包括上皮、固有层和黏膜肌层三部分,具有消化、吸收和保护功能。

(2)黏膜下层:黏膜下层由疏松结缔组织组成,含有较大的血管、淋巴管和黏膜下神经丛。

(3)肌层:口腔、咽、食管上段等部位的肌层以及肛门外括约肌为骨骼肌,而其他部位则为平滑肌。

(4)外膜:位于最外层,由结缔组织构成。

2.**口腔** 是消化管的起始部分,借上、下牙弓分为口腔前庭和固有口腔两部分。当上、下牙咬合时,口腔前庭仅能通过第三磨牙后面的间隙与固有口腔相通。临床上可通过此间隙对牙关紧闭的患者灌注营养物质或急救药物。

(1)唇和颊:唇分为上、下唇。两唇围成口裂,两侧为口角。上唇外面的正中有一纵行浅沟,称为人中沟,上1/3交界处为人中穴,可解救昏厥患者。唇上皮较薄,正常呈鲜红色,当机体缺氧时,颜色为暗红或绛紫色,临床称为发绀。

颊为口腔的两侧壁,颊黏膜在平对上颌第二磨牙的牙冠处,有一较小的黏膜隆起,称腮腺。

(2)腭:腭前2/3由骨腭覆盖黏膜构成,称为硬腭,后1/3由肌腱和黏膜构成,称为软腭。软腭后缘游离,其中央部向下突起,称腭垂,又称悬雍垂。腭垂两侧形成前后两个弓形黏膜皱襞,前方的向下附于舌根两侧,称腭舌弓;后方的向下附于咽侧壁,称腭咽弓。两弓间三角形间隙称扁桃体窝,容纳腭扁桃体。

腭垂、两侧的腭舌弓和舌根共同围成咽峡,是口腔与咽的分界。

(3)牙。

①牙的形态:分三部分,即露于口腔的牙冠,嵌于牙槽内的牙根,介于两者之间且被牙龈覆盖的牙颈。

②牙的结构:牙主要由牙质、牙釉质、牙骨质和牙髓构成,其中牙质是牙的主体结构。在牙冠、牙质的表面覆有釉质,其质地坚硬,呈乳白色,有光泽;在牙颈和牙根部,牙质表面包有牙骨质。牙内部的空腔称牙腔,分为牙冠腔和牙根管两部分。牙腔内容纳牙髓,牙髓由结缔组织、血管、神经和淋巴管组成。当牙髓发炎时,可引起剧烈疼痛。牙腔经牙根管与牙槽相通。

③牙的种类与排列:人的一生中先后有两组牙,第一组为乳牙,出生后6个月开始萌出,至2.5岁出齐,上下牙各10个,共计20颗;第二组为恒牙,6岁左右开始替换,至12岁出齐。

根据牙的形态和功能,乳牙可以分为切牙、尖牙和磨牙3种。恒牙可分为切牙、尖牙、前磨牙和磨牙。乳牙的用罗马数字(Ⅰ~Ⅴ)表示,恒牙用拉伯数字(1~8)表示。

牙周组织:包括牙周膜、牙槽骨和牙龈。

(4)舌:舌位于口腔底部,主要由舌肌构成,表面覆有黏膜,具有协助咀嚼、搅拌和吞咽食物、感受味觉、协助发音等功能。

①舌的形态:舌可分为舌尖、舌根、舌体和舌背。

②舌的构造:包括舌肌、舌黏膜。

③舌乳头:菌状乳头、丝状乳头、轮廓乳头、叶状乳头。

3.**咽** 是前后略扁的漏斗状肌性管道,位于颈椎的前方,上端附于颅底,下端在第6颈椎体下缘处与食管相连,成人全长约12cm。咽是消化道和呼吸道的共同通道,可分为鼻咽、口咽和喉咽三部分。

(1)鼻咽:位于软腭与颅底之间,向前与鼻腔相通。咽侧壁上有一纵行深窝称咽隐窝,是鼻咽癌的好发部位。咽后上壁的黏膜内有丰富的淋巴组织,称咽扁桃体。

(2)口咽:位于会厌上缘与软腭平面之间,向前与口腔相通。口咽的侧壁上有腭扁桃体。舌扁桃体、腭扁桃体和咽扁桃体在鼻腔、口腔与咽部相通的部位,共同围成一个淋巴组织环,称咽淋巴环,具有重要的防御功能。

(3)喉咽:位于会厌上缘平面以下,至第6颈椎体下缘处与食管相续,其前端经喉口与喉腔相通。在喉口两侧各有一深窝,称梨状隐窝,是异物容易滞留的部位。

3.食管

(1)食管的分部:分为颈部、胸部和腹部。

(2)食管的狭窄:食管的起始部,距中切牙15cm为第1狭窄;食管与左支气管交叉处,距中切牙25cm为第2狭窄;食管穿膈处距中切牙40cm为第3狭窄。这些狭窄是异物滞留和肿瘤的好发部位。

4.胃

(1)胃的位置:大部分位于左季肋区,小部分位于腹上区。

(2)胃的形态:囊袋状。

(3)胃的分部:分为贲门部、幽门部、胃底部和胃体部。

5.小肠

(1)十二指肠的分部:分为上部、降部、水平部和升部。

(2)空肠和回肠之间在外形上没有太大的区别。

6.大肠

(1)大肠的分部:分为盲肠、阑尾、结肠、直肠和肛管。

(2)回盲瓣的作用:既可控制小肠内容物进入盲肠的速度,又可防止大肠内容物逆流到回肠。

(3)盲肠和结肠的形态特点:具有结肠带、结肠袋、肠脂垂。

(4)阑尾根部的体表投影(麦氏点):一般位于脐与右髂前上棘连线的中、外1/3交点处。

(5)结肠可分为:升结肠、横结肠、降结肠、乙状结肠。

(6)直肠的两个弯曲为:骶曲和会阴曲。

(四)消化腺

1.肝 大部分位于右季肋区和腹上区,小部分位于左季肋区;其上界与膈穹隆一致,下界在右锁骨中线的右侧,与右肋弓一致,但在腹上区左、右肋弓间,前缘距剑突下约3cm。肝上方有膈,下方左叶前有肝曲、胃前壁,右叶中部有十二指肠上曲,后部有右肾及肾上腺。

2.胰 呈棱形,横贴于腹后壁,平第1~2腰椎体。分为胰头、胰体、胰尾三部分,胰头被"C"形十二指肠包绕。

 目标检测

一、名词解释

1.咽峡

2.麦氏点

3.肝门

4. 胆囊三角

5. 咽隐窝

6. 梨状隐窝

7. 回盲瓣

8. 肝胰壶腹

9. 舌乳头

10. 幽门瓣

11. 齿状线

12. 大网膜

二、填空题

1. 消化系统由_____和_____两大部分组成。

2. 临床上通常将_____至_____的消化管称上消化道;将_____至_____的消化管称下消化道。

3. 将腹部分为九区的上横线是通过_____的连线,下横线是通过_____的连线。

4. 腭的前2/3为_____,后1/3为_____。

5. 口腔由上、下牙弓和牙龈分为_____和_____两部分。

6. 牙周组织包括_____、_____和_____三部分。

7. 牙在外形上可分为_____、_____和_____三部分。

8. 牙主要由_____构成,在牙冠部表面覆有_____,于牙颈和牙根表面包有一层_____。

9. 牙髓是由_____、_____、_____构成。

10. 乳牙出齐共有_____颗,包括_____、_____、_____、_____和_____;恒牙出齐共有_____颗,包括_____、_____、_____和_____、_____、_____、_____。

11. 舌乳头按其形状可分为_____、_____、_____和_____。

12. 一侧颏舌肌收缩舌尖伸向_____侧,两侧同时收缩可_____。

13. 在口腔周围有三对唾液腺即_____、_____和_____。

14. 下颌下腺导管和舌下腺大导管共同开口处称_____。

15. 咽是_____和_____的共同通道,咽腔可分为_____、_____和_____三部。

16. 食管上端约在第_____颈椎下缘处与_____相续,下端连接胃的入口_____,依其行程可分为_____、_____、_____三部。

17. 食管第 1 生理狭窄距中切牙_____cm,相当于_____水平;食管第 2 个生理狭窄距中切牙_____cm,相当于_____水平;食管第 3 个生理狭窄距中切牙_____cm,相当于_____水平。

18. 胃的入口称_____,位于_____左侧;出口称_____,位于_____右侧。

19. 胃可分为_____、_____、_____和幽门部四部分;幽门部大弯侧的中间沟将幽门部划分为右侧的_____和左侧的_____。

20. 胃在中等充盈时,大部分位于_____,小部分位于_____。

21. 小肠分为_____、_____和_____三部分。

22. 十二指肠分为_____、_____、_____和_____四部分。

23. 十二指肠大乳头位于十二指肠_____部,是_____和_____的共同开口部位,此距中切牙_____cm。

24. 十二指肠悬韧带是确认_____起始端的重要标志。

25. 大肠可分为_____、_____、_____、_____和_____五部分。

26. 结肠分为_____、_____、_____和_____四部分。

27. 盲肠和结肠在结构上有_____、_____和_____三个特征。

28. 阑尾根部的体表投影在_____与_____连线的中外 1/3 交界处。

29. 肝大部分位于_____和_____,小部分位于_____。

30. 肝的膈面借_____韧带分为左、右两叶。

31. 胆囊底的体表投影在_____与_____相交处。

32. 胆囊为_____和浓缩_____的囊状器官,其一般容量为_____mL。

33. 肝外胆道系统包括_____和输胆管,输胆管有_____、_____、_____、_____。

34. 肝总管由_____和_____合成,在_____韧带内与_____合成胆总管,共同开口于十二指肠腔。

35. 胰位于_____和_____,横置于_____椎体前方紧贴于腹后壁,前方有_____、_____、_____;后方有_____、_____、_____、_____等重要结构。

三、选择题

(一)A1 型题(单句型最佳选择题)

1. 属于上消化道的器官是(　　)

    A. 空肠　　　　　B. 回肠　　　　　C. 食管　　　　　D. 盲肠　　　　　E. 直肠

2. 下列关于口腔的叙述,正确的是(　　)

    A. 由上、下牙龈分为前外侧部和后内侧部

    B. 为牙与唇、颊之间的空隙

    C. 为牙与腭之间的空隙

    D. 上、下牙咬合时,口腔前庭与固有口腔不相通

    E. 借咽峡与口咽相通

3. 下列关于牙的叙述,正确的是(　　)

    A. 牙包括牙冠、牙颈、牙根和牙龈　　　　　B. 牙由釉质和骨质构成

    C. 牙内的腔隙称牙腔,内容牙髓　　　　　D. 人一生只有 1 套牙

    E. 磨牙萌出晚,故Ⅳ又称迟牙或智牙

4. Ⅳ表示(　　)

    A. 右上颌第一前磨牙　　　　　B. 右上颌第一乳磨牙

    C. 左上颌第一乳磨牙　　　　　D. 左上颌第一前磨牙

    E. 左上颌第二乳磨牙

5. 下列关于腮腺管的叙述,正确的是(　　)

    A. 发自腮腺的前缘　　　　　B. 在颧弓下 2 横指处越过咬肌表面

    C. 穿咬肌开口于腮腺管乳头　　　　　D. 开口于上颌第 2 前磨牙相对的颊黏膜处

    E. 开口于上颌第一磨牙相对的颊黏膜处

6. 下列关于咽的叙述,正确的是(　　)

    A. 咽的前壁完整　　　　　B. 上达颅底

    C. 后壁上有咽鼓管咽口连鼓室　　　　　D. 咽鼓管圆枕与下鼻甲续连

    E. 咽隐窝是蝶窦的开口部位

7. 咽腔异物易滞留的部位是(　　)

    A. 咽隐窝　　　　　B. 扁桃体窝　　　　　C. 梨状隐窝　　　　　D. 蝶筛隐窝　　　　　E. 咽鼓管圆枕

8. 下列关于食管的叙述,正确的是(　　)

    A. 位于气管与甲状腺峡部之间　　　　　B. 上端在第 6 颈椎下缘处与咽相续

    C. 下端在第 9 胸椎处接胃　　　　　D. 第 1 狭窄距咽峡约 25cm

    E. 第 3 狭窄为食管与胃连接处

9. 下列关于食管位置及狭窄的叙述,正确的是(　　)

A.全长约 40cm   B.行于脊柱与气管之间

C.颈段最长   D.第 2 狭窄位于右主支气管跨越食管前方处

E.与胸导管共同穿经膈的食管裂孔入腹腔

10.下列关于胃的叙述,正确的是( )

A.在中等充盈时,位于右季肋区   B.分为胃弯、胃体和胃窦

C.胃的入口称幽门,出口称贲门   D.角切迹将胃窦分为幽门窦和幽门管

E.幽门窦与幽门管之间有中间沟

11.下列关于十二指肠的叙述,正确的是( )

A.为腹膜外位器官   B.全部由腹腔干分支供血

C.只接受胃液和胆汁注入   D.呈"C"形包绕胰头

E.以上全错

12.阑尾根部的体表投影是( )

A.脐与右髂前上棘连线的中、外 1/3 交点处

B.脐与右髂前上棘连线的中、内 1/3 交点处

C.脐与右髂前下棘连线的中、外 1/3 交点处

D.两侧髂前上棘连线中点处

E.两侧髂结节连线的中、右 1/3 交点处

13.临床上判断空肠起点的主要依据是( )

A.十二指肠悬韧带   B.有肠系膜

C.血液供应充分   D.管壁厚,管腔粗

E.末端连于盲肠

14.下列关于阑尾的叙述,正确的是( )

A.是腹膜间位器官   B.没有系膜

C.以回肠后位多见   D.结肠带是手术中寻找阑尾的标志

E.由腹腔干供血

15.下列关于直肠的叙述,正确的是( )

A.分为盆部和会阴部   B.有凸向前的骶曲

C.有凹向后的会阴曲   D.在第 1 骶椎平面与乙状结肠相续

E.中间的直肠横襞最大且恒定

16.区分内痔和外痔的标志是( )

A.肛直肠环   B.齿状线   C.白线   D.肛梳   E.肛柱

17.肝的上界在右锁骨中线相交于( )

A.第 5 肋   B.第 6 肋间隙   C.第 4 肋   D.第 4 肋间隙   E.第 6 肋

18.下列关于肝形态的叙述,正确的是( )

A.肝的膈面借冠状韧带分为左、右两叶   B.肝裸区由两层腹膜形成

C.左冠状韧带位于左纵沟前部   D.静脉韧带位于右纵沟后方

E.肝下面横沟的前方是方叶

19.下列关于胆总管的叙述,正确的是( )

A. 由肝左、右管汇合而成　　　　　　　　　　　B. 位于肝门静脉后方

C. 位于肝胃韧带内　　　　　　　　　　　　　　D. 位于十二指肠降部的前面

　　E. 与胰管汇合后共同开口于十二指肠大乳头

20. 下列关于胆囊的叙述,正确的是(　　　)

　　A. 位于肝下面右纵沟的胆囊窝内　　　　　　B. 呈圆形

　　C. 胆囊体可突出到肋弓的下缘　　　　　　　D. 有分泌胆汁的功能

　　E. 胆囊分底、体、管三部分

21. 下列关于胰的叙述,正确的是(　　　)

　　A. 是人体内最大的腺体　　　　　　　　　　B. 胰头在胃底后方

　　C. 胰体上缘有胰管向右走行　　　　　　　　D. 胰尾在脾的后方

　　E. 横卧于腹后壁,平第 1～2 腰椎

22. 复层扁平上皮分布于(　　　)

　　A. 胃　　　　　B. 小肠　　　　　C. 咽　　　　　D. 结肠　　　　　E. 空肠

23. 形成皱襞的是(　　　)

　　A. 上皮、固有层　　　　　　　　　　　　　B. 黏膜下层

　　C. 黏膜和部分黏膜下层　　　　　　　　　　D. 黏膜下层和肌层

　　E. 上皮和肌层

24. 外膜为浆膜的是(　　　)

　　A. 咽　　　　　B. 食管　　　　　C. 直肠下部　　　　　D. 胃　　　　　E. 以上均不是

25. 分泌溶酶菌的细胞是(　　　)

　　A. 潘氏细胞　　　B. 主细胞　　　C. 杯状细胞　　　D. 颈黏液细胞　　　E. 壁细胞

26. 分泌盐酸的细胞是(　　　)

　　A. 贲门腺细胞　　B. 潘氏细胞　　C. 主细胞　　　　D. 杯状细胞　　　E. 壁细胞

27. 胰岛内分泌的可使血糖浓度降低的细胞是(　　　)

　　A. A 细胞　　　B. B 细胞　　　C. C 细胞　　　　D. D 细胞　　　　E. A 细胞和 D 细胞

28. 消化管壁分为(　　　)

　　A. 内膜、中膜、外膜　　　　　　　　　　　B. 内膜、中膜、浆膜

　　C. 内膜、中膜、纤维膜　　　　　　　　　　D. 内皮、肌层、纤维膜

　　E. 黏膜、黏膜下层、肌层、外膜

29. 胃黏膜之所以能抵御胃液侵蚀,主要是因为(　　　)

　　A. 胃液中有消化酶　　　　　　　　　　　　B. 上皮细胞分泌酸性黏液,具有保护作用

　　C. 杯状细胞分泌保护性黏液　　　　　　　　D. 微绒毛屏障

　　E. 表面存在黏膜屏障

30. 消化管壁的神经丛可位于(　　　)

　　A. 上皮层　　　B. 黏膜下层　　　C. 固有层　　　D. 黏膜肌层　　　E. 外膜

31. 盐酸的主要作用是(　　　)

　　A. 促进内因子吸收　　　　　　　　　　　　B. 稀释毒物

  C. 消化脂肪
                D. 激活胃蛋白酶原

  E. 消化淀粉

32. 壁细胞主要分布于( )

  A. 胃底腺底部
             B. 胃底腺的底部和颈部

  C. 胃底腺的底部和体部
         D. 胃底腺的颈部和体部

  E. 胃底腺的颈部

33. 下列关于小肠环形皱襞的组成,正确的是( )

  A. 上皮和固有层向肠腔内突起形成

  B. 上皮、固有层和黏膜肌层向肠腔内突起形成

  C. 黏膜、黏膜下层和肌层共同向肠腔内突起形成

  D. 黏膜和部分黏膜下层共同向肠腔内突起形成

  E. 黏膜和肌层共同向肠腔内突起形成

34. 下列关于肠绒毛的说法,正确的是( )

  A. 由单层柱状上皮组成
       B. 由单层柱状上皮和固有层向肠腔突起而成

  C. 由黏膜和黏膜下层向肠腔突起而成
   D. 由黏膜下层向肠腔突起而成

  E. 与水电解质转运相关

35. 组成小肠腺的主要细胞有( )

  A. 吸收细胞、扁平细胞、潘氏细胞
   B. 吸收细胞、潘氏细胞、壁细胞

  C. 吸收细胞、壁细胞、主细胞
     D. 吸收细胞、主细胞、黏液细胞

  E. 吸收细胞、杯状细胞、潘氏细胞

36. 存在于消化管固有层内的腺体有( )

  A. 食管腺、贲门腺、胃底腺
     B. 食管腺、幽门腺、胃底腺

  C. 贲门腺、胃底腺、十二指肠腺
   D. 贲门腺、幽门腺、胃底腺、肠腺

  E. 食管腺、十二指肠腺

37. 肝细胞中具有解毒功能的细胞器是( )

  A. 粗面内质网
            B. 高尔基复合体

  C. 线粒体内
             D. 滑面内质网

  E. 溶酶体

38. 肝血窦的特征是( )

  A. 内皮细胞有孔,无基膜
      B. 内皮细胞有孔和基膜

  C. 内皮细胞无孔,有基膜
      D. 内皮细胞的孔上有隔膜

  E. 内皮细胞无孔和基膜

39. 小网膜( )

  A. 位于肝门与胃小弯之间
      B. 由四层腹膜形成

  C. 即肝胃韧带
           D. 内有胃左动脉和胃右动脉

  E. 与大网膜相连接

40. 大网膜( )

  A. 是双层腹膜结构
         B. 连接于胃大弯与横结肠之间

C. 有脾动脉通过　　　　　　　　　　　　D. 包裹腹腔器官

E. 右上缘有一网膜孔

（二）A2 型题（病例摘要型最佳选择题）

41. 下列关于口腔的叙述,错误的是(　　　)

A. 是消化管起始部,借口裂与外界相通　　　B. 可分为口腔前庭和固有口腔两部分

C. 上壁为腭　　　　　　　　　　　　　　D. 下壁为舌及封闭口腔底的软组织

E. 牙关紧闭时口腔前庭与固有口腔不相通

42. 下列关于固有口腔界域的叙述,错误的是(　　　)

A. 顶全为硬腭　　　　　　　　　　　　　B. 两侧为颊

C. 下为口腔底　　　　　　　　　　　　　D. 前为上、下唇

E. 后界为咽峡

43. 下列关于腭的叙述,错误的是(　　　)

A. 腭是口腔的顶,分隔鼻腔与口腔　　　　B. 前 2/3 为硬腭,后 1/3 为软腭

C. 硬腭由骨腭覆以黏膜而成　　　　　　　D. 吞咽时,软腭上提可分隔口咽和喉咽

E. 软腭的后缘游离

44. 下列对舌的叙述,错误的是(　　　)

A. 颏舌肌两侧收缩时,伸舌向前下　　　　B. 丝状乳头的黏膜上皮中有味蕾

C. 舌根部黏膜内有舌扁桃体　　　　　　　D. 舌下面中线上有舌系带,其两侧有舌下阜

E. 舌下壁深面有舌下腺

45. 不含味蕾的结构是(　　　)

A. 轮廓乳头　　　　　　　　　　　　　　B. 菌状乳头

C. 软腭的黏膜上皮　　　　　　　　　　　D. 丝状乳头

E. 会厌的黏膜上皮

46. 下列关于舌黏膜的叙述,错误的是(　　　)

A. 被覆于舌的上、下面

B. 舌黏膜正常呈淡红色

C. 舌根部黏膜内有舌扁桃体

D. 舌体黏膜上有舌乳头是味觉感受器,由舌神经管理

E. 舌下黏膜在中线上形成舌系带

47. 下列不属于消化腺的是(　　　)

A. 肝　　　　　B. 舌下腺　　　　C. 胰　　　　D. 甲状腺　　　　E. 腮腺

48. 对十二指肠悬韧带的叙述,错误的是(　　　)

A. 由横纹肌、平滑肌和结缔组织构成　　　B. 上端起自右膈脚

C. 下端附于十二指肠空肠曲　　　　　　　D. 是区分十二指肠水平部与升部的标志

E. 有悬吊、固定十二指肠空肠曲的作用

（三）B 型题（配伍选择题）

(49～53 题共用备选答案)

A. 丝状乳头　　　B. 菌状乳头　　　C. 脐的水平线　　　D. 两侧髂结节的连线　　　E. 剑突下腹前壁

49. 腹部九区分法中横线指的是(　　　)

50. 舌背上黏膜小乳头含触觉感受器的是(　　　)

51. 腹部四区分法中横线指的是(　　　)

52. 胃的触诊部位是(　　　)

53. 舌背上黏膜小乳头含味觉感受器的是(　　　)

(54～58题共用备选答案)

　　A. 肛梳　　　　B. 肛管　　　　　C. 肛柱　　　　D. 齿状线　　　　E. 白线

54. 直肠穿过盆腔开口于肛门的一段管道称(　　　)

55. 肛门内括约肌与肛门外括约肌之间的环形线称(　　　)

56. 肛管内的纵形黏膜皱襞称(　　　)

57. 肛管黏膜与皮肤的分界线称(　　　)

58. 肛门内括约肌紧缩形成的环状带称(　　　)

(四)X 型题(多项选择题)

59. 消化腺包括(　　　)

　　A. 舌下腺　　　B. 肾上腺　　　　C. 胰　　　　　D. 肝　　　　　E. 脾

60. 在口腔内,可观察到的结构有(　　　)

　　A. 软腭　　　　B. 腭垂　　　　　C. 腭舌弓　　　　D. 咽　　　　E. 腭扁桃体

61. 下列关于牙的叙述,正确的是(　　　)

　　A. 外形上分为牙冠、牙颈和牙根　　　　　　B. 牙内的空腔为牙髓

　　C. 最表面有一层牙釉质　　　　　　　　　　D. 牙的主体由牙质构成

　　E. 牙釉质是人体内最硬的组织

62. 下列关于舌乳头的叙述,正确的是(　　　)

　　A. 分布于舌的上面　　　　　　　　　　　　B. 没有感受味觉功能的是丝状乳头

　　C. 菌状乳头有感受味觉的功能　　　　　　　D. 丝状乳头的数量最多

　　E. 轮廓乳头排列在舌的边缘

63. 唾液腺包括(　　　)

　　A. 腮腺　　　　B. 胰　　　　　　C. 下颌下腺　　　D. 肝　　　　E. 舌下腺

64. 下列关于咽的叙述,正确的是(　　　)

　　A. 位于颈椎的前方　　　　　　　　　　　　B. 是消化道和呼吸道共同的器官

　　C. 分鼻咽、口咽和喉咽三部分　　　　　　　D. 喉咽部向下接气管

　　E. 可与中耳相通

65. 下列关于咽的叙述,正确的是(　　　)

　　A. 向前与鼻腔相通　　　　　　　　　　　　B. 经咽峡与口腔相通

　　C. 经会厌与喉腔相通　　　　　　　　　　　D. 向下续为食管

　　E. 经咽隐窝与中耳鼓室相通

66. 参与构成咽峡的结构有(　　　)

　　A. 腭垂　　　　B. 舌根　　　　　C. 腭扁桃体　　　D. 腭舌弓　　　E. 腭咽弓

67. 下列关于食管的叙述,正确的是(　　　)

A. 分为颈部、胸部、腹部三部分 B. 胸部行于纵隔内

C. 共有 3 个生理狭窄 D. 在平第 6 颈椎体下缘处与咽相连

E. 下端接贲门

68. 下列关于胃的叙述,正确的是(　　　)

A. 大部分位于左季肋区 B. 是消化管中的膨大部分

C. 大弯处附有大网膜 D. 小弯处有角切迹

E. 入口和出口处均有括约肌

69. 与胃毗邻的结构有(　　　)

A. 肝 B. 脾 C. 胰 D. 膈 E. 腹前壁

70. 下列关于回肠的叙述,正确的是(　　　)

A. 上接十二指肠 B. 有集合淋巴滤泡

C. 位于右下腹 D. 比空肠壁薄

E. 比空肠细

71. 下列关于盲肠的叙述,正确的是(　　　)

A. 是结肠的起始部 B. 为腹膜外位器官

C. 由肠系膜上动脉供血 D. 静脉血经肝门静脉回流

E. 有阑尾的开口

72. 有肠脂垂的肠管是(　　　)

A. 空肠 B. 盲肠 C. 结肠 D. 直肠 E. 十二指肠

73. 与男性直肠前面相毗邻的有(　　　)

A. 膀胱 B. 精囊 C. 前列腺 D. 输尿管 E. 输精管

74. 下列属于肛管内结构的是(　　　)

A. 肛柱 B. 肛瓣 C. 肛门外括约肌 D. 齿状线 E. 直肠横襞

75. 进出肝门的结构有(　　　)

A. 肝总动脉 B. 肝门静脉 C. 肝静脉 D. 肝左、右管 E. 神经

76. 肝外胆道包括(　　　)

A. 肝左、右管 B. 胆囊和胆囊管 C. 肝总管 D. 胆总管 E. 胰管

77. 属于腹膜内位器官的有(　　　)

A. 十二指肠上部 B. 空肠和回肠 C. 脾 D. 横结肠 E. 乙状结肠

78. 下列属于腹膜外位器官的有(　　　)

A. 十二指肠降部 B. 肾 C. 输尿管 D. 输卵管 E. 胰

四、简答题

1. 简述胆汁的产生和排出途径。

2.简述胃的形态、位置及分部。

3.简述食管的三处生理性狭窄的部位、分别距中切牙的距离及临床意义。

4.牙按形态和功能可分哪几类？举例说明如何用牙式来标示恒牙和乳牙？

5.肝外胆道包括哪些部分？

6.在阑尾切除术中如何寻找阑尾？

7.简述肛管的形态结构特点。

8.扩大小肠吸收面积的结构有哪些？

五、案例分析题

"民以食为天"，每个人每天要摄入大量的食物。试问,食物按顺序要通过哪些消化管道最终排出体外？

第四章 呼吸系统

 知识目标

(1)识记呼吸系统的组成。

(2)识记鼻旁窦的位置及开口部位。

(3)识记喉的构成、位置及喉腔的结构。

(4)识记气管、主支气管的位置;左、右主支气管的形态区别。

(5)识记肺的位置和形态结构。

(6)识记肋膈隐窝、纵隔的概念。

(7)识记胸腔、胸膜、胸膜腔的概念。

(8)识记胸膜下界与肺下界的体表投影。

 知识要点

呼吸道包括鼻、咽、喉、气管和主支气管等器官。临床上通常将鼻、咽、喉三部分称为上呼吸道,将气管、各级支气管称为下呼吸道。

一、呼吸道

(一)鼻

1. **外鼻** 由骨和软骨作支架,外覆皮肤,由鼻根、鼻梁、鼻尖、鼻小柱、鼻背、鼻唇沟、鼻翼和前鼻孔构成。

2. **鼻腔** 向前经鼻孔通外界,向后经鼻后孔通咽,每侧鼻腔可分为鼻前庭、固有鼻腔两部分。

3. **鼻旁窦** 由骨性鼻旁窦内衬黏膜而成,共有四对,即上颌窦、额窦、筛窦和蝶窦,分别位于同名的颅骨内,筛窦又分为前、中、后三部分。各鼻旁窦均开口于鼻腔的外侧壁,其中上颌窦、额窦、前筛窦和中筛窦开口于中鼻道,后筛窦开口于上鼻道,蝶窦开口于蝶筛隐窝。鼻旁窦能调节吸入空气的温度和湿度,并对发音起共鸣作用。

由于鼻旁窦的黏膜与鼻腔黏膜相延续,故鼻腔炎症易引起鼻旁窦发炎。其中,上颌窦是鼻旁窦中最大的一对,因开口位于其内侧壁的最高处,一旦有分泌物不易排出。所以鼻旁窦的慢性炎症中,以上颌窦炎最为常见。

(二)咽

咽分鼻咽、口咽和喉咽三部分,分别与鼻腔、口腔和喉腔相通。

(三)喉

喉既是呼吸的管道,也是发音的器官。位于颈前部正中,在喉咽部的前方,成人的喉相当于第 5~6 颈椎的高度,小儿喉的位置略高于成年人。

1.**喉的软骨** 喉以软骨作为支架,软骨之间借关节、韧带和肌相连结,内面衬以黏膜。

(1)甲状软骨:为最大的一块喉软骨。

(2)环状软骨:是喉软骨中唯一呈环形的软骨,对维持呼吸道的通畅起重要作用。由前部的环状软骨弓和后部的环状软骨板构成。

(3)杓状软骨:左、右各一,位于环状软骨板的上方。杓状软骨呈三棱锥形,尖向上,底朝下。

(4)会厌软骨:上宽下窄,形似树叶,下端借韧带连于甲状软骨前角的后面。会厌软骨具有弹性,其外覆黏膜形成会厌。

2.**喉肌** 喉的内腔,在喉腔中部的侧壁上、下各有一对黏膜皱襞,上方的一对称前庭襞,两侧前庭襞之间的裂隙称为前庭裂。下方的一对称声襞,两侧声襞之间的裂隙称声门裂,声门裂是喉腔中最狭窄的部位。

3.**喉腔** 可借两个裂隙分为三部分。①前庭裂以上的部分,称喉前庭。②前庭裂与声门裂之间的部分称喉中间腔,喉中间腔向两侧突出的隐窝,称喉室。③声门裂以下的部分,称声门下腔。声门下腔的黏膜下组织比较疏松,炎症时易发生水肿,导致呼吸困难。小儿的喉腔较窄小,严重者易引起窒息。

(四)气管

气管由16~20个呈"C"形的气管软骨构成,位于食管的前方。临床上做气管切开时,通常选取在第3~4或第4~5气管软骨环处进行。主支气管左、右各一,自气管发出,行向外下,分别经左、右肺门入左、右肺。左、右主支气管在形态上有明显的区别。左主支气管细而长,平均长4~5cm,走行方向较水平;右主支气管粗而短,平均长2~3cm,走行方向较垂直,故临床上气管异物多坠入右主支气管。

二、肺

肺呈半圆锥形,位于胸腔内,膈的上方,纵隔的两侧,左、右各一,有一尖、一底、两面、三缘。

(1)一尖:肺的上端钝圆,突入颈根部,称肺尖,高出锁骨内侧1/3部的上方2~3cm。

(2)一底:肺的下面凹陷,称肺底,与膈相贴,故称膈面。

(3)两面:肺的外侧面与肋和肋间肌相邻,故称肋面。肺的内侧面朝向纵隔,近中央处凹陷称肺门。肺门是主支气管、肺动、肺静脉、支气管血管、淋巴管和神经等出入肺的部位,出入肺门的结构被结缔组织包绕,构成肺根。

(4)三缘:肺的前缘和下缘薄而锐利,左肺前缘下份有一明显的凹陷,称心切迹。后缘圆钝,位于脊柱两侧。

左肺被斜裂分为上、下两叶,右肺被斜裂和水平裂分为上、中、下三叶。

三、胸腔

胸腔由胸廓和膈围成,胸腔内分三部分,即左、右两侧为胸膜腔和肺,中间为纵隔。

(一)胸膜

胸膜属浆膜,分为相互移行的脏胸膜和壁胸膜两部分。

(二)胸膜腔

脏胸膜和壁胸膜在肺根处相互移行,围成一个封闭的腔隙,称胸膜腔。胸膜腔左、右各一,互不相通,腔内呈负压,仅有少量浆液。呼吸时,浆液可减少脏胸膜与壁胸膜之间的摩擦。

壁胸膜按其贴附部位不同分为4部分,即肋胸膜、膈胸膜、纵隔胸膜和胸膜顶。在肋胸膜与膈胸膜转折处,形成较深的半环形间隙。在深呼吸时,肺的下缘也不能深入其内,此间隙称肋膈隐窝,是胸膜腔的最低部位。

四、纵隔

纵隔是两侧纵隔胸膜之间所有器官和组织的总称。纵隔以胸骨角平面为界分为上纵隔和下纵隔,下纵隔又以心包为界,分为前纵隔、中纵隔和后纵隔。

 目标检测

一、名词解释

1. 肺门

2. 胸膜腔

3. 肋膈隐窝

4. 纵隔

5. 易出血区

6. 声门裂

7. 肺段

8. 上呼吸道

9. 肺小叶

10. 喉腔

11. 喉中间腔

12.气管杈

二、填空题

1.呼吸系统是由_____、_____两部分组成。

2.上呼吸道包括_____、_____和_____;将_____、_____合称为下呼吸道。

3.鼻旁窦包括_____、_____、_____和_____4对。

4.喉软骨包括_____、_____、_____和_____。

5.喉腔上通_____,下通_____,其入口称_____。喉腔借_____和_____,自上而下分为_____、_____和_____三部分。炎症易引起水肿的是_____。

6.右肺被_____和_____分为上、中、下三叶,左肺被_____分为上、下两叶。

7.肺下界在锁骨中线平_____,在腋中线平_____,在肩胛线平_____。

8.鼻旁窦共4对,其中,最大的一对是_____,开口于蝶筛隐窝的是_____,另两对是_____和_____。

9.单块的喉软骨中,最大的是_____,向下连接气管的是_____,形似树叶的是_____。成对的喉软骨是_____。

10.气管按行程可分为_____部和_____部,其中较长的是_____部,较短而表浅的是_____部。

11.肺尖经_____突至_____,超出锁骨内侧1/3段上方_____cm。

12.每侧鼻腔分为_____和_____两部分。

13.鼻腔黏膜易出血区位于_____。

14.肺的上端钝圆,称_____,它经胸廓上口突出到颈根部,约高于锁骨内侧1/3约_____。

15.壁胸膜按其被覆部位分为_____、_____、_____和_____四部分。

16.临床上将_____、_____、_____称为上呼吸道,把_____、_____称下呼吸道。

17.出入肺门的结构有_____、_____、_____、_____、_____,被结缔组织包绕在一起。

18.肺下缘的体表投影,在锁骨中线与第_____肋相交,在腋中线与第_____肋相交,在肩胛线与第_____肋相交。

19.胸膜下界的体表投影,在锁骨中线与第_____肋相交,在腋中线与第_____肋相交,在肩胛线与第_____肋相交。

20.纵隔的前界为_____,后界为_____,两侧界为_____,上界至_____,下界为_____。

三、选择题

(一)A1 型题(单句型最佳选择题)

1.通常所说的上呼吸道是指(   )

A. 口腔、咽、喉   B. 口腔、咽、喉、气管

C. 鼻、咽、喉   D. 鼻、咽、喉、气管

E. 气管、支气管

2. 下列关于鼻的说法,正确的是( )

  A. 既是呼吸道,又是嗅觉器官   B. 外鼻全部以鼻骨为支架,不含鼻软骨

  C. 鼻腔被鼻中隔分为完全对称的两个部分   D. 中鼻甲是单独的一对骨

  E. 中鼻道的前部有鼻泪管开口

3. 成对的喉软骨是( )

  A. 杓状软骨   B. 甲状软骨   C. 环状软骨   D. 会厌软骨   E. 喉软骨

4. 喉室位于( )

  A. 喉前庭两侧   B. 喉中间腔两侧

  C. 声门下腔两侧   D. 喉口两侧

  E. 咽喉部

5. 喉腔最狭窄的部位是( )

  A. 前庭裂   B. 声门裂   C. 喉中间腔   D. 喉室   E. 喉口

6. 喉腔可分为( )

  A. 喉前庭、喉室、声门下腔   B. 喉室、喉中间腔、声门下腔

  C. 喉前庭、喉中间腔、声门下腔   D. 喉口、喉中间庭、声门下腔

  E. 前庭裂、喉中间腔、声门下腔

7. 下列关于肺的叙述,正确的是( )

  A. 位于胸腔的纵隔内   B. 左肺较右肺宽短

  C. 左肺分三叶,右肺分三叶   D. 肺尖高出锁骨中段上方 2~3cm

  E. 内侧面中央凹陷处称肺门

8. 下列关于蝶窦的叙述,正确的是( )

  A. 不成对   B. 开口于上鼻道

  C. 开口于中鼻道   D. 开口于下鼻道

  E. 开口于蝶筛隐窝

9. 下列关于胸膜的叙述,正确的是( )

  A. 被覆于胸廓内面的浆膜称脏胸膜   B. 被覆于心、肺表面的浆膜称壁胸膜

  C. 胸膜顶高出锁骨内侧段 3~5cm   D. 胸膜腔在男性、女性均为完全封闭

  E. 壁胸膜与脏胸膜相互移行处形成的间隙叫肋膈隐窝

10. 人在站立或坐位时,胸膜腔的最低处是( )

  A. 肺下界   B. 膈上界   C. 肋膈隐窝   D. 心包下界   E. 纵隔下界

11. 肺下界的体表投影在腋中线与( )相交。

  A. 第 5 肋   B. 第 6 肋   C. 第 7 肋   D. 第 8 肋   E. 第 10 肋

12. 胸膜下界的体表投影( )

  A. 在锁骨中线与第 6 肋相交   B. 在腋中线与第 8 肋相交

C. 在肩胛线与第 11 肋相交　　　　　　　　D. 在肩胛线与第 10 肋相交

E. 近脊柱处平第 10 胸椎棘突

13. 肺尖的体表投影（　　　）

A. 高出胸骨上方 2～3cm　　　　　　　　　B. 高出锁骨内侧段上方 2～3cm

C. 高出锁骨外侧上方 2～3cm　　　　　　　D. 高出锁骨中段上方 2～3cm

E. 一般情况下不超出胸廓上口

14. 下列关于喉的叙述,错误的是（　　　）

A. 既是呼吸道,又是发音器官　　　　　　　B. 向上通于喉咽,向下与气管相连

C. 喉软骨是喉的支架　　　　　　　　　　　D. 环状软骨是最大的喉软骨

E. 声门裂是喉腔内最狭窄的地方

15. 下列关于右主支气管的叙述,错误的是（　　　）

A. 以环形软骨为支架　　　　　　　　　　　B. 较左主支气管短

C. 较左主支气管粗　　　　　　　　　　　　D. 较左主支气管垂直

E. 气管异物容易坠入

16. 下列关于鼻的叙述,正确的是（　　　）

A. 既是呼吸道,又是嗅觉器官　　　　　　　B. 外鼻全部以鼻骨为支架

C. 鼻腔被鼻中隔分为完全对称的两部分　　　D. 中鼻甲是单独的一对骨

E. 中鼻道前部有鼻泪管的开口

17. 下列关于鼻的叙述,错误的是（　　　）

A. 包括外鼻、鼻腔和鼻旁窦三部分　　　　　B. 鼻前庭内面衬有鼻腔黏膜

C. 鼻中隔偏左者较多　　　　　　　　　　　D. 鼻腔黏膜可以分为嗅部和呼吸部

E. 鼻旁窦均开口于鼻腔

18. 鼻泪管开口于（　　　）

A. 下鼻道　　　　B. 中鼻道　　　　C. 上鼻道　　　　D. 蝶筛隐窝　　　　E. 鼻前庭

19. 下列关于喉的叙述,正确的是（　　　）

A. 向上开口于鼻咽部　　　　　　　　　　　B. 是呼吸和消化的共同通道

C. 向下与气管相连　　　　　　　　　　　　D. 由 4 对喉软骨构成支架

E. 内腔称为喉室

20. 开口于上鼻道的鼻旁窦是（　　　）

A. 额窦　　　　　　　　　　　　　　　　　B. 上颌窦

C. 筛窦前群、中群　　　　　　　　　　　　D. 筛窦后群

E. 蝶窦

21. 下列关于环状软骨的叙述,正确的是（　　　）

A. 平第 7 颈椎高度　　　　　　　　　　　　B. 位于甲状软骨上方

C. 是喉软骨中唯一完整的软骨环　　　　　　D. 后部为环状软骨弓

E. 在男性,向前突出为喉结

22. 下列关于气管的叙述,正确的是（　　　）

A. 行于食管后方　　　　　　　　　　　　　B. 全长约 25cm

C. 分为颈、胸、腹三部　　　　　　　　　　D. 向下分为左、右主支气管

E. 分叉处称为气管隆嵴

23. 窦口高于窦底的鼻旁窦是(　　)

A. 蝶窦　　　　　　　　　　　　　　　　B. 上颌窦

C. 筛窦前群、中群　　　　　　　　　　　　D. 额窦

E. 筛窦后群

24. 鼻泪管开口于(　　)

A. 中鼻道后部　　　　　　　　　　　　　B. 中鼻道前部

C. 中鼻道中部　　　　　　　　　　　　　D. 下鼻道前部

E. 下鼻道中部

25. 胸膜腔的特点是(　　)

A. 胸腔内呈负压状态　　　　　　　　　　B. 左、右胸膜腔经肺根相通

C. 腔内有肺　　　　　　　　　　　　　　D. 与外界相通

E. 以上均不对

26. 下列关于肋膈隐窝的叙述,正确的是(　　)

A. 在腋中线平第 7～9 肋　　　　　　　　B. 位于肋胸膜与纵隔胸膜返折处

C. 在深吸气时,肺下界可伸入　　　　　　D. 由脏胸膜与壁胸膜返折而成

E. 是胸膜腔的最低处

27. 后纵隔的器官不包括(　　)

A. 心　　　　　B. 胸主动脉　　　C. 奇静脉　　　D. 迷走神经　　　E. 胸导管

28. 气管切开的部位常选在(　　)

A. 第 2～4 气管软骨处　　　　　　　　　B. 第 3～5 气管软骨处

C. 第 4～6 气管软骨处　　　　　　　　　D. 第 5～7 气管软骨处

E. 第 1～3 气管软骨处

29. 气管杈平对(　　)

A. 胸骨柄　　　　B. 胸骨角　　　C. 颈静脉切迹　　　D. 剑突　　　E. 胸骨体

30. 气体交换的场所是(　　)

A. 肺泡管　　　　　　　　　　　　　　　B. 肺泡囊

C. 肺泡　　　　　　　　　　　　　　　　D. 呼吸性细支气管

E. 终末细支气管

(二)A2 型题(病例摘要型最佳选择题)

31. 患者,男,62 岁,因前晚淋雨受凉,今日突然畏寒、高热、全身肌肉酸痛、干咳、胸痛。查体:面色苍白,口唇微绀,表情淡漠,体温为 39.8℃,脉搏为 28 次,血压为 12/10.4kPa,护士应特别注意观察的是(　　)

A. 体温　　　　　　　　　　　　　　　　B. 血压

C. 呼吸系统症状　　　　　　　　　　　　D. 肺部体征

E. 血白细胞计数和分类

32. 夜班护士发现某患者咯血约 200mL 后突然中断,呼吸极度困难,喉部有痰鸣音,表情恐怖,两手

乱抓,首先要做的是( )

 A. 立即通知医师   B. 给予吸氧

 C. 立即气管插管   D. 用呼吸兴奋剂

 E. 清除呼吸道积血

33. 呼吸衰竭患者已陷入昏迷状态,呼吸道分泌物积滞,通气严重不足,应采取的最紧要的措施是( )

 A. 吸氧   B. 气管切开和辅助呼吸

 C. 静脉补液   D. 加用呼吸兴奋剂

 E. 加大抗生素用量

34. 患者,男,50岁,咳嗽,咳泡沫痰10年,每年持续3个月。近2年出现活动后气短,时有喘鸣。查体:两肺叩诊过清音,呼吸音低,呼气延长。诊断应首先考虑( )

 A. 单纯型慢性支气管炎   B. 喘息性慢性支气管炎

 C. 支气管哮喘、肺气肿   D. 喘息性慢性支气管炎、肺气肿

 E. 单纯型慢性支气管炎、肺气肿

35. 患者,男,46岁,有吸烟史,咳嗽两个月,咯血或痰中带血两周。胸片示右肺上叶有1.0cm×2.5cm病灶。患者入院后入睡困难,易觉醒。引起患者睡眠不佳的原因主要是( )

 A. 环境改变   B. 焦虑

 C. 夜间咳嗽影响睡眠   D. 睡眠周期律被破坏

 E. 内分泌变化

36. 患者,男,67岁,慢性咳嗽、咳泡沫样痰20年,发病以冬季为重,近5～6年来气急加重,一周前感冒后发热,上述症状加重,昨天起患者精神萎靡、嗜睡,入院诊断为慢性阻塞性肺气肿,并发呼吸衰竭。实验室检查显示pH值7.3,$PaCO_2$为78mmHg,PaO_2为60mmHg,碱剩余为2.4mmol/L,标准碳酸氢盐为23.7mmol/L。此时应采取的措施是( )

 A. 5%碳酸氢钠溶液静脉滴注   B. 3.64% THAM静脉滴注

 C. 通畅气道,给氧和呼吸兴奋剂   D. 气管插管或切开

 E. 用间歇加压呼吸

(三)B型题(配伍选择题)

(37～38题共用备选答案)

 A. 上颌窦   B. 额窦   C. 蝶窦   D. 鼻泪管   E. 筛窦后群

37. 开口于上鼻道的有( )

38. 开口于蝶筛隐窝的有( )

(39～40题共用备选答案)

 A. 鼻   B. 咽   C. 喉   D. 气管   E. 肺

39. 通常所说的下呼吸道是( )

40. 呼吸道和消化道的共同通道是( )

(41～43题共用备选答案)

 A. 鼻甲   B. 嗅部   C. 易出血区   D. 固有鼻腔   E. 鼻前庭

41. 上鼻甲及其相对应的鼻中隔黏膜称为( )

42. 由鼻翼所围成的空间称为( )

43. 鼻中隔前下部的区域被称为(　　)

(44~46题共用备选答案)

　　A. 前庭裂　　　B. 声门下腔　　　C. 喉前庭　　　D. 喉中间腔　　　E. 声门裂

44. 喉腔内最狭窄的部位是(　　)

45. 从喉口进入呼吸道所经过的第一个狭窄部位是(　　)

46. 与喉室直接相通的部分是(　　)

(47~49题共用备选答案)

　　A. 胸膜顶　　　B. 膈胸膜　　　C. 纵隔胸膜　　　D. 脏胸膜　　　E. 肋胸膜

47. 黏附在心包表面的是(　　)

48. 高出胸廓上口的是(　　)

49. 紧贴胸壁内面的是(　　)

(四) X型题(多项选择题)

50. 下列关于喉的软骨的叙述,正确的是(　　)

　　A. 环状软骨是最大的喉软骨　　　　　　B. 环状软骨是唯一呈环形的软骨

　　C. 杓状软骨是成对的喉软骨　　　　　　D. 甲状软骨是最大的喉软骨

　　E. 会厌软骨位于舌根的后下方,为喉口的活瓣

51. 喉腔侧壁上有(　　)

　　A. 前庭裂　　　B. 声门裂　　　C. 前庭襞　　　D. 声裂　　　E. 喉中间腔

52. 气管(　　)

　　A. 是气管杈至肺门之间的管道　　　　　　B. 结构以"C"形软骨为支架

　　C. 颈段的第2~4气管软骨前面有甲状腺峡　　D. 胸段位于后纵隔

　　E. 切开位置过低,易损伤主动脉和头臂静脉等

53. 左主支气管的特点是(　　)

　　A. 比右主支气管粗　　　　　　B. 比右主支气管短

　　C. 比右主支气管长　　　　　　D. 比右主支气管细

　　E. 走行较垂直

54. 下列关于肺的叙述,正确的是(　　)

　　A. 左肺有上、下两叶

　　B. 右肺有斜裂和水平裂

　　C. 肺尖高出锁骨内侧上方1~3cm

　　D. 右肺前缘锐利,左肺前缘下部有心切迹

　　E. 肺界在腋中线与第10肋相交

55. 下列关于鼻腔的叙述,正确的是(　　)

　　A. 可分为鼻前庭和固有鼻腔　　　　　　B. 固有鼻腔的黏膜可分为嗅部和呼吸部

　　C. 鼻泪管开口于中鼻道　　　　　　D. 易出血区位于鼻中隔黏膜的前下部

　　E. 向后经鼻孔通鼻咽部

56. 喉(　　)

　　A. 位于食管的前方　　　　　　B. 向下延续为气管

C. 两侧邻颈部大血管　　　　　　　　　　　D. 前方有甲状腺

E. 由 4 块喉软骨做支架

57. 肺根内含有（　　）

A. 气管　　　　　B. 肺动脉　　　　C. 肺静脉　　　　D. 淋巴管　　　　E. 神经

58. 胸膜（　　）

A. 是被覆于肺表面的浆膜　　　　　　　　　B. 是被覆于胸壁内面的浆膜

C. 可分为 4 个部分　　　　　　　　　　　　D. 在胸壁与纵隔之间形成肋膈隐窝

E. 在肺门处包绕肺根

59. 胸膜腔（　　）

A. 在肺根处左右相通　　　　　　　　　　　B. 呈负压

C. 腔内的主要器官是肺　　　　　　　　　　D. 腔内有少量浆液

E. 最低的部分是肋膈隐窝

60. 肺门（　　）

A. 有支气管动脉进入　　　　　　　　　　　B. 有肺动脉外出

C. 有淋巴管和神经进出　　　　　　　　　　D. 有肺静脉外出

E. 有淋巴结

四、简答题

1. 试述肺尖和肺下界的体表投影。

2. 右侧胸膜腔积气穿刺常选在何处进针？穿刺依次经过哪些层次？

3. 请写出各鼻旁窦的名称、位置和开口部位。

4. 气管位于何处？气管异物常易坠入哪侧主支气管？为什么？

5. 呼吸系统由哪些器官组成？何为上呼吸道？

6. 简述喉腔的形态结构和喉腔的分部。

7. 左、右肺在形态结构上有何差异？

8. 简述上颌窦的位置、开口部位和功能。当发生上颌窦炎症时,为何易积脓?

9. 试述空气到达肺泡腔依次所经过的结构。

10. 请写出肋膈隐窝的位置及临床意义。

五、案例分析题

患者,女,54 岁,教师。以咳嗽、咳痰 10 余年,伴喘息、气急 3 年,加重 4 天,于 2009 年 3 月 20 日入院。患者慢性咳嗽、咳痰 10 余年,近 3 年来渐感呼吸急促、胸闷,活动时尤甚。4 天前因受凉后咳嗽、咳痰加重,咳大量黄色黏稠痰液,咳痰不畅时,出现明显胸闷气急,不能入睡,食欲明显下降。体格检查:体温为 37.9℃、脉搏为 106 次/分、呼吸为 26 次/分,呼气时间延长伴哮鸣音,血压为 120/80mmHg。口唇发绀,自感疲乏无力,说话费力;呈桶状胸,听诊两中下肺有湿啰音,余查体未见明显异常。辅助检查:动脉血气分析:PaO_2 为 78mmHg,$PaCO_2$ 为 40mmHg。胸部 X 线检查显示,两肺野透亮度增加,膈肌下移。

临床诊断:慢性支气管炎、阻塞性肺气肿、肺心病代偿期。入院后给予抗生素控制感染、吸氧、镇咳祛痰及营养支持治疗。请讨论以下问题。

1. 引起慢性阻塞性肺疾病(COPD)的病因有哪些?

2. 简述慢性支气管炎及肺气肿的主要临床表现。

3. 简述进行家庭氧疗的指征及要求。

第五章　泌尿系统

 知识目标

（1）熟练掌握泌尿系统的组成。

（2）识记肾、输尿管、膀胱、女性尿道的位置、形态结构和功能。

（3）熟悉肾的剖面结构，输尿管三个狭窄的位置，膀胱的位置与毗邻，膀胱三角的位置和特点。

（4）识记尿液的产生及排出途径。

 知识要点

泌尿系统由肾、输尿管、膀胱和尿道组成。

一、肾

（一）位置

肾位于脊柱两侧，腹膜后间隙内，为腹膜外位器官。左肾在第 11 胸椎椎体下缘至第 2～3 腰椎椎间盘之间。右肾在第 12 胸椎椎体上缘至第 3 腰椎椎体上缘。第 12 肋斜过左肾后面中部，右肾后面上部。

肾门约在第 1 腰椎椎体平面，相当于第 9 肋软骨前段高度，距正中线外侧约 5cm。肾的体表投影点位于腰背部竖脊肌外侧缘与第 12 肋夹角处，称肾区。肾病患者触压或叩击该处可引起疼痛。

（二）结构

肾的剖面外层为肾皮质，内层为肾髓质。肾的基本组成和功能单位，称为肾单位。每个肾单位由肾小体和肾小管组成。

（三）肾的被膜

肾的被膜分为三层，由内向外依次为纤维囊、脂肪囊、肾筋膜。临床上的肾囊封闭，就是将药液注入肾脂肪囊内。

二、输尿管

输尿管起自肾盂末端终于膀胱，长 20～30cm，平均直径为 0.5～1.0cm。临床上常将输尿管分为输尿管腹部、输尿管盆部、输尿管壁内部。共有三个狭窄，分别为输尿管上狭窄（输尿管起始处）、输尿管中狭窄（输尿管跨过小骨盆入口处）、输尿管下狭窄（斜穿膀胱壁处）。

三、膀胱

膀胱是储存尿液的肌性囊状器官，正常成人的膀胱容量为 350～500mL，最大可达 800mL。膀胱充盈时呈圆形，膀胱空虚时呈三棱锥形，可分尖、底、体、颈四部分。

膀胱壁由内向外依次为黏膜、肌层和外膜。

　　在膀胱底的内面,有一个呈三角形的区域,位于左、右输尿管口和尿道内口之间,此处膀胱黏膜与肌层紧密连接,缺少黏膜下层组织,无论膀胱扩张或收缩,始终保持平滑,称膀胱三角。膀胱三角是肿瘤、结核和炎症的好发部位。两侧输尿管口之间的皱襞称输尿管间襞,膀胱镜下所见为一苍白带,是临床上寻找输尿管口的标志。

　　膀胱位于盆腔内,耻骨联合的后方,二者之间称膀胱前隙或耻骨后间隙。男性膀胱后方与精囊、输精管壶腹和直肠毗邻。女性膀胱后方与子宫和阴道相邻。

四、尿道

　　男性尿道既是排尿的管道,又是排精的管道。女性尿道仅有排尿功能,其特点为短、宽、直。

 目标检测

一、名词解释

1. 肾门

2. 膀胱三角

3. 肾区

4. 肾窦

5. 肾蒂

6. 前尿道

7. 后尿道

8. 肾乳头

9. 肾段

10. 肾柱

二、填空题

1. 泌尿系统由_____、_____、_____和_____组成。

2. 肾表面三层被膜由内向外是_____、_____、_____。

3. 右肾在_____上缘至_____上缘之间，两肾上方有_____附着。

4. 输尿管的三个生理狭窄位置在_____、_____、_____。

5. 女性膀胱的后方与_____和_____相邻。

6. 输尿管全长由上而下可分为_____、_____、_____三部分。

7. 膀胱三角位于_____和_____之间。

8. 膀胱分为_____、_____、_____和_____四部分。

9. 男性膀胱后方与_____、_____和_____相邻。

10. 女性尿道的特点是_____，仅有_____功能。

11. 肾皮质主要位于肾的_____部，新鲜标本呈_____色，主要由_____和_____组成，肾皮质深入肾髓质的部分称_____。

12. 肾髓质位于肾实质的_____部，由许多密集的_____组成，它们构成_____至_____个锥形的_____。

13. 成人肾门约平对_____椎体。

14. 第 12 肋斜过左肾后方_____，右肾后方_____。

15. 在肾的冠状切面上，肾实质分为浅层的_____和深层的_____两部分。

16. 维持肾正常位置的因素有_____、_____、_____及_____等。

17. 膀胱底有_____的开口，膀胱颈有_____的开口。

18. 膀胱镜检时，寻找输尿管口的标志是_____，该结构位于两侧_____之间。

19. 肾门向内有一个大腔称_____，由肾实质围成。

20. 肾位于脊柱两侧，腹膜的_____，左肾比右肾_____。肾的位置存在个体差异，_____性比_____性低，儿童比成人_____，新生儿肾可达_____附近。

三、选择题

（一）A1 型题（单句型最佳选择题）

1. 下列关于肾的叙述，正确的是（   ）

A. 为腹膜间位器官

B. 肾大盏与肾乳头相连

C. 肾盂内的腔称肾窦

D. 左侧肾蒂较右侧长

E. 以上都不对

2. 以下对肾的叙述中,正确的是(　　)
　　A. 肾皮质表面均覆盖有腹膜　　　　　　　B. 肾大盏包绕肾乳头
　　C. 肾柱属肾髓质的结构　　　　　　　　　D. 肾被膜的最外层为肾筋膜
　　E. 肾盂的尿液流入肾大盏

3. 肾门约平(　　)
　　A. 第 11 胸椎平面　　　　　　　　　　　B. 第 12 胸椎平面
　　C. 第 1 腰椎平面　　　　　　　　　　　 D. 第 2 腰椎平面
　　E. 第 3 腰椎平面

4. 肾锥体属于(　　)
　　A. 肾皮质　　　 B. 肾小盏　　　 C. 肾大盏　　　 D. 肾髓质　　　 E. 肾窦

5. 移行为输尿管的是(　　)
　　A. 肾小盏　　　 B. 肾大盏　　　 C. 肾盂　　　 D. 肾小管　　　 E. 肾乳头

6. 下列关于肾的被膜,说法正确的是(　　)
　　A. 肾筋膜紧贴肾实质　　　　　　　　　　B. 纤维囊包被肾和肾上腺
　　C. 纤维囊正常情况下不易剥离　　　　　　D. 脂肪囊位于肾筋膜和肾纤维囊之间
　　E. 以上都不对

7. 肾的被膜自内向外依次是(　　)
　　A. 纤维囊、肾筋膜、脂肪囊　　　　　　　B. 纤维囊、脂肪囊、肾筋膜
　　C. 脂肪囊、纤维囊、肾筋膜　　　　　　　D. 肾筋膜、脂肪囊、纤维囊
　　E. 肾筋膜、纤维囊、脂肪囊

8. 肾的位置(　　)
　　A. 右肾比左肾高　　　　　　　　　　　　B. 两肾均与第 12 肋有交叉关系
　　C. 肾门约平第 2 腰椎　　　　　　　　　 D. 体表投影相当于肾区内
　　E. 儿童肾位置高于成人

9. 下列关于肾区的叙述,正确的是(　　)
　　A. 为肾实质所围成的空腔　　　　　　　　B. 为肾下端的体表投影
　　C. 为竖脊肌外侧缘与第 12 肋所成的夹角　　D. 约平第 2 腰椎高度
　　E. 以上说法都不对

10. 形成尿液的器官是(　　)
　　A. 肾　　　　 B. 输尿管　　　 C. 膀胱　　　 D. 尿道　　　 E. 以上均不是

11. 肾皮质的组成是(　　)
　　A. 皮质迷路、髓放线、肾柱　　　　　　　B. 皮质迷路、肾柱
　　C. 肾单位　　　　　　　　　　　　　　　D. 肾单位、集合管
　　E. 肾单位、髓放线、集合管

12. 肾髓质的组成是(　　)
　　A. 皮质深层的实质　　　　　　　　　　　B. 10 余个肾锥体
　　C. 10 余个肾锥体和肾柱　　　　　　　　 D. 弓形血管内侧的实质部分
　　E. 肾锥体、肾乳头、肾柱

13. 下列属于肾滤过血液部位的是（   ）
　　A. 近曲小管　　B. 远曲小管　　C. 髓襻　　　　D. 肾小体　　　　E. 集合管

14. 除毛细血管的有孔内皮外,肾滤过膜还包括（   ）
　　A. 肾小囊脏层　　　　　　　　　　　B. 基膜和肾小囊脏层
　　C. 基膜和足细胞裂孔膜　　　　　　　D. 足细胞裂孔
　　E. 基膜和足细胞裂孔

15. 髓襻的组成包括（   ）
　　A. 近端小管和远端小管　　　　　　　B. 近端小管和细段
　　C. 近端小管、细段和远端小管　　　　D. 近端小管直部、细段和远端小管
　　E. 近端小管直部、细段和远端小管直部

16. 肾盂、肾盏腔面的上皮是（   ）
　　A. 单层柱状上皮　　　　　　　　　　B. 复层柱状上皮
　　C. 变移上皮　　　　　　　　　　　　D. 单层扁平上皮
　　E. 复层扁平上皮

17. 以下可以分化成球旁细胞的是（   ）
　　A. 小叶间动脉平滑肌细胞　　　　　　B. 入球微动脉内皮细胞
　　C. 入球微动脉平滑肌细胞　　　　　　D. 出球微动脉平滑肌细胞
　　E. 出球微动脉内皮细胞

18. 下列关于输尿管的叙述,正确的是（   ）
　　A. 按行径可分为腹部和盆部
　　B. 沿腰大肌外侧下降
　　C. 于小骨盆入口处,右侧输尿管跨越右髂内动脉前方
　　D. 于子宫颈外侧2cm处,行经子宫动脉下方
　　E. 于膀胱体后上方注入膀胱

19. 下列关于膀胱的叙述,正确的是（   ）
　　A. 是贮存和浓缩尿液的器官　　　　　B. 分底、体、颈三部分
　　C. 无论何时均不会超过耻骨联合上缘　D. 空虚时呈三棱锥形
　　E. 属腹膜外位器官

20. 下列关于膀胱三角的叙述,正确的是（   ）
　　A. 位于膀胱体的内面　　　　　　　　B. 膀胱壁缺少肌层
　　C. 位于两侧输尿管口与尿道内口之间　D. 不是膀胱镜检查的主要部位
　　E. 不是膀胱肿瘤和结核的好发部位

21. 下列关于女性尿道的叙述,正确的是（   ）
　　A. 起于膀胱的输尿管口　　　　　　　B. 穿经尿生殖膈
　　C. 尿道内口有环行的尿道括约肌　　　D. 末端开口于尿道外口
　　E. 尿道内口内有前庭大腺

22. 肾后方的毗邻不包括（   ）
　　A. 肋膈隐窝　　B. 腰大肌　　　C. 腰方肌　　　D. 腹横肌　　　　E. 肺

23. 下列关于男性尿道的描述,正确的是(　　)
　　A. 有两个弯曲、两个狭窄　　　　　　　　B. 耻骨下弯恒定
　　C. 耻骨前弯恒定　　　　　　　　　　　　D. 前列腺部最狭窄
　　E. 仅有排尿功能

24. 下列不属于肾门结构的是(　　)
　　A. 输尿管　　　　B. 肾动脉　　　　C. 肾静脉　　　　D. 肾盂　　　　E. 神经、淋巴管

25. 下列管道中,无明显狭窄的是(　　)
　　A. 男性尿道　　　B. 食管　　　　C. 输卵管　　　　D. 输尿管　　　　E. 输精管

26. 第 12 肋与肾的关系是(　　)
　　A. 斜过左肾后面的上部　　　　　　　　　B. 斜过左肾后面的中部
　　C. 斜过右肾后面的中部　　　　　　　　　D. 斜过右肾后面的下部
　　E. 斜过左肾后面的下部

27. 下列关于肾的叙述,正确的是(　　)
　　A. 肾皮质表面覆盖有腹膜　　　　　　　　B. 肾小盏包绕肾乳头
　　C. 肾髓质包绕肾柱　　　　　　　　　　　D. 肾小盏合成肾盂
　　E. 肾皮质位于深层

28. 肾皮质形成的结构是(　　)
　　A. 肾锥体　　　　B. 肾柱　　　　　C. 肾盂　　　　D. 肾乳头　　　　E. 肾小盏

29. 肾蒂内结构由上到下依次是(　　)
　　A. 肾静脉、肾动脉、肾盂　　　　　　　　B. 肾动脉、肾静脉、肾盂
　　C. 肾盂、肾动脉、肾静脉　　　　　　　　D. 肾动脉、肾盂、肾静脉
　　E. 肾静脉、肾盂、肾静脉

30. 在小骨盆入口处左输尿管越过(　　)
　　A. 左髂总动脉的末端　　　　　　　　　　B. 左髂外动脉的起始部
　　C. 左髂内动脉的起始部　　　　　　　　　D. 左子宫动脉的前上方
　　E. 左髂总动脉的起始部

31. 肾被膜最外层的是(　　)
　　A. 纤维囊　　　　B. 脂肪囊　　　　C. 肾筋膜　　　　D. 腹膜　　　　E. 以上均不是

32. 子宫手术时容易损伤输尿管的(　　)
　　A. 小骨盆入口处　　　　　　　　　　　　B. 穿膀胱壁处
　　C. 腰大肌前方　　　　　　　　　　　　　D. 子宫颈外侧 2cm 处
　　E. 起始处

33. 下列关于膀胱的叙述,正确的是(　　)
　　A. 紧贴直肠前方　　　　　　　　　　　　B. 为腹膜外位器官
　　C. 空虚时位于小骨盆腔内　　　　　　　　D. 膀胱尖处有尿道内口
　　E. 以上均不对

34. 下列关于膀胱的叙述,正确的是(　　)

A. 属于腹膜间位器官 B. 充盈时,全部位于小骨盆腔内

C. 尿道内口位于膀胱尖处 D. 最下方为膀胱底

E. 以上均不对

35. 下列关于膀胱的叙述,正确的是( )

A. 空虚时呈锥形 B. 膀胱颈和膀胱尖之间为膀胱体

C. 膀胱尖有输尿管的开口 D. 位于耻骨联合上方

E. 以上均不对

(二)A2 型题(病例摘要型最佳选择题)

36. 下列关于血管球结构的叙述,错误的是( )

A. 为有孔毛细血管 B. 含球内系膜细胞

C. 毛细血管孔上多有隔膜 D. 基膜较厚

E. 足细胞突起紧贴基膜外

37. 某患者,血尿 3 日,来院就诊。经医生检查,诊断为:急性肾小球肾炎。根据所学的知识,回答肾小球的形成( )

A. 是肾小管卷曲形成的球状结构 B. 是肾小囊脏层盘曲形成的球状结构

C. 是肾小囊壁层盘曲形成的球状结构 D. 是肾小管起始部膨大形成的球状结构

E. 固有层含较多的血管

38. 某肾炎患者,近日出现血尿、蛋白尿、少尿等肾炎综合征的表现。根据所学知识,判断正常情况下,下列可通过滤过膜的是( )

A. 少量的白细胞 B. 除葡萄糖以外的血浆成分

C. 少量的红细胞 D. 血浆成分

E. 除大分子以外的血浆成分

39. 某患者,无痛性血尿 3 月余,来院就诊,经膀胱镜检查后,诊断为膀胱癌。根据所学知识,判断膀胱癌在膀胱的好发区域是( )

A. 膀胱顶 B. 膀胱三角 C. 膀胱底 D. 膀胱颈 E. 膀胱尖

40. 某患者,左侧第 12 肋骨折伤及肾脏,医师经诊断,拟行肾修补术。根据所学知识,判断肾破裂或肾部分切除时,需缝合的肾结构是( )

A. 肾筋膜 B. 脂肪囊 C. 纤维囊 D. 肾皮质 E. 肾髓质

(三)B 型题(配伍选择题)

(41～42 题共用备选答案)

A. 其形状、大小和位置不随尿液的充盈程度而变化 B. 空虚时,膀胱呈三棱体形

C. 膀胱分尖、底、体、颈四部分 D. 膀胱分膀胱底、膀胱颈

E. 膀胱三角的黏膜皱襞多而密

41. 关于膀胱形态的叙述,正确的是( )

42. 关于膀胱分部的叙述,正确的是( )

(43～44 题共用备选答案)

A. 由肾、输尿管、膀胱、尿道组成 B. 两肾均为实质性器官,位置一般等高

C. 肾筋膜 D. 新生儿膀胱的位置比成人的高

E. 纤维囊

43. 关于泌尿系统的叙述,正确的是(　　)

44. 紧贴肾实质表面的被膜是(　　)

(45~46题共用备选答案)

　　A. 25~30cm　　B. 35~40cm　　C. 300~500mL　　D. 500~600mL　　E. 600~700mL

45. 膀胱的容积为(　　)

46. 输尿管的长度为(　　)

(47~48题共用备选答案)

　　A. 直肠　　　　B. 子宫　　　　C. 输尿管起始处　　D. 肾上腺　　　　E. 肾

47. 男性膀胱毗邻(　　)

48. 女性膀胱毗邻(　　)

(四)X 型题(多项选择题)

49. 下列关于肾的叙述,正确的是(　　)

　　A. 表面有三层被膜　　　　　　　　B. 可随呼吸移动

　　C. 肾门只有肾血管出入　　　　　　D. 右肾手术难度较大

　　E. 深层有肾锥体

50. 肾窦内的结构包括(　　)

　　A. 肾小盏　　B. 肾大盏　　C. 肾盂　　D. 输尿管　　E. 肾血管

51. 通过肾门的结构是(　　)

　　A. 肾动脉　　B. 肾静脉　　C. 输尿管　　D. 神经　　E. 淋巴管

52. 左肾前方毗邻(　　)

　　A. 胃　　　　B. 空肠　　C. 十二指肠　　D. 结肠左曲　　E. 脾

53. 男性膀胱后方的器官是(　　)

　　A. 精囊腺　　B. 前列腺　　C. 输精管末端　　D. 尿道球腺　　E. 直肠

54. 女性尿道(　　)

　　A. 较男性尿道短、宽、直　　　　　B. 穿过尿生殖膈

　　C. 开口于阴道前庭　　　　　　　　D. 仅有排尿功能

　　E. 位于阴道的前方

55. 下列关于肾的叙述,正确的是(　　)

　　A. 为实质性器官　　　　　　　　　B. 上端有肾上腺

　　C. 右肾比左肾高　　　　　　　　　D. 肾蒂左长右短

　　E. 为腹膜外位器官

56. 下列关于肾的叙述,正确的是(　　)

　　A. 位于腹后壁脊柱的两侧　　　　　B. 肾门平对第1腰椎

　　C. 可分为皮质和髓质两部分　　　　D. 成人肾比儿童肾低

　　E. 有三层被膜

57. 下列关于输尿管的叙述,正确的是(　　)

A. 为腹膜间位器官   B. 起于肾小盏,终于膀胱

C. 经腰大肌前方下降   D. 分腹、盆、壁内段三段

E. 开口于膀胱底

58. 下列关于膀胱的叙述,正确的是(   )

    A. 空虚时位于小骨盆腔内   B. 颈的下端有尿道内口

    C. 最下部称膀胱底   D. 膀胱尖朝向前上方

    E. 在男性后方有前列腺

59. 膀胱的分布为(   )

    A. 膀胱底   B. 膀胱体   C. 膀胱颈   D. 膀胱管   E. 膀胱尖

60. 女性膀胱后邻(   )

    A. 子宫底   B. 输卵管   C. 子宫颈   D. 阴道   E. 卵巢

四、简答题

1. 简述泌尿系统的组成及功能。

2. 试述尿液的产生及排出途径。

3. 给男性患者插导尿管需依次经尿道哪些口、分部和弯曲?

4. 简述输尿管的分部和三个狭窄的位置。

5. 膀胱三角位于何处? 有何临床意义?

6. 试述肾的位置与毗邻。

五、案例分析题

患者,男,55 岁,右侧腰痛伴血尿 3 个月。3 个月前右侧腰部胀痛,持续性活动后,出现血尿并伴轻度尿急、尿频、尿痛。经诊断为:右输尿管结石。

请问结石排出体外依次需经哪些狭窄?

第六章　生殖系统

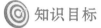 知识目标

（1）能说出男性、女性生殖系统的组成。

（2）能说出睾丸、附睾、输精管、射精管、前列腺的形态结构和功能。

（3）能说出男性尿道的三分部、三狭窄、三膨大和两弯曲。

（4）能理解精子的产生、发育成熟及排出途径。

（5）能说出卵巢、输卵管、子宫和阴道等的位置、形态和功能。

（6）能理解女阴、女性乳房的形态结构，能理解会阴的概念、分部及相关临床应用。

 知识要点

一、男性生殖系统

（一）男性内生殖系统

1. **睾丸**　位于阴囊内，左右各一，是男性生殖腺体，具有产生精子和分泌雄激素的功能。精曲小管是产生精子的场所。

2. **附睾**　紧贴睾丸上端和后缘，分头、体、尾三部分，具有贮存精子、营养精子、促进精子发育成熟的功能。

3. **输精管**　按其行程可分为睾丸部、精索部、腹股沟管部和盆部，其中精索部是男性结扎手术常选的部位。

4. **射精管**　由输精管的末端与精囊的排泄管汇合而成，长约 2cm，向前下穿前列腺实质，开口于尿道前列腺部。精索是一条较柔软的圆索状结构，从睾丸上端延伸至腹股沟管深环这一段，有睾丸动脉、蔓状静脉丛、淋巴管和神经伴行，其外包有内含提睾肌的被膜。

5. **精囊**　为一对长椭圆形的囊状器官，位于膀胱底的后方，输精管末端的外侧，其排泄管与输精管末端汇合成射精管。

6. **前列腺**　是不成对的实质性器官，位于膀胱颈和尿生殖膈之间，中央有尿道穿过。前列腺呈栗子形，上端宽大称底，下端尖细称尖，两者之间称体。体后面有一纵行浅沟为前列腺沟，活体直肠指诊可触及此沟。前列腺分为五叶，即前叶、中叶、后叶和两侧叶，其中后叶是前列腺肿瘤易发部位。

（二）男性外生殖器

1. **阴囊**　是位于阴茎后下方的囊袋状结构。

2. **阴茎**　可分为头、体和根三部分。

3. **尿道**　起自膀胱的尿道内口，止于阴茎头的尿道外口。

（1）三分部：前列腺部、膜部和海绵体部。

（2）三狭窄：尿道内口、尿道外口（最狭窄）和尿道膜部。

（3）三膨大：尿道前列腺部、尿道球部和尿道舟状窝。

（4）二弯曲：耻骨下弯和耻骨前弯。

二、女性生殖系统

女性生殖系统包括内生殖器和外生殖器，其中内生殖器由卵巢、输卵管、子宫、阴道和前庭大腺构成；外生殖器由阴阜、大阴唇、小阴唇、阴道前庭、阴蒂。

卵巢左右各一，位于子宫的两侧、小骨盆侧壁、髂内动脉、髂外动脉所夹成的卵巢窝内。具有产生卵细胞，分泌雌激素的功能。

输卵管可分为：①子宫部；②峡部，峡部短直细长，是女性结扎手术常选的部位；③输卵管壶腹，约占输卵管全长的2/3，粗而弯，通常在此受精；④漏斗部，有许多指状突起，称输卵管伞，是手术时识别输卵管的标志。

子宫位于盆腔的中央，介于膀胱和直肠之间，呈前倾前屈位，可分为底、体、颈三部分。颈与体相交处稍窄细，称子宫峡。非妊娠期宫峡仅1cm，自妊娠末期可长达7~11cm，产科常在此行取胎手术。

子宫的固定装置及其功能：①子宫阔韧带可限制子宫向两侧移动。②子宫圆韧带可维持子宫前倾位置。③子宫骶韧带可维持子宫前屈位置。④子宫主韧带可固定子宫颈，防止子宫下垂的作用。

乳房位于胸大肌的前方，由皮肤、乳腺、致密结缔组织和脂肪构成。成人未产妇的乳房呈半球形，紧张而富有弹性。乳房的中央有乳头，其顶端有许多个输乳管的开口。乳头周围的环形色素沉着区，称乳晕。乳房的表面有许多圆形小隆起，其深部有乳晕腺，后者可分泌脂溶性物质，润滑乳头及周围的皮肤。乳头和乳晕的皮肤薄弱，容易损伤，哺乳期尤应注意卫生，预防感染。

会阴分为广义会阴和狭义会阴。广义会阴通常是指封闭小骨盆下口的所有软组织。以两侧坐骨大结节之间的连线为界，将会阴分为前、后两个三角区域，前方的称尿生殖区，男性有尿道通过，女性则有尿道和阴道通过；后方称肛区，有肛管通过。狭义会阴指阴道后联合与肛门之间的狭小区域，在女性又称产科会阴。此区的深层有会阴中心腱，它是会肌群的附着部位，具有加固盆底，承托盆腔脏器的作用，产科会阴在分娩时承受的压力较大，结构变薄，应注意保护，避免撕裂。

 目标检测

一、名词解释

1. 精索

2. 子宫峡

3. 阴道穹

4. 月经周期

5. 产科会阴

二、填空题

1. 精子由_____产生,贮存在_____中,排精时经_____、_____和_____排出体外。

2. 精索中的结构主要有_____、_____、_____、淋巴管和神经等组成。

3. 附睾紧贴睾丸的_____和_____,其功能是_____。

4. 阴茎由两条_____和一条_____包被筋膜皮肤而成。

5. 子宫位于盆腔中央,介于_____和_____之间,成年正常女子的子宫呈_____。

6. 临床上将_____和_____合称为子宫附件。

7. 男性尿道分为_____、_____和_____三部分,其中最短的一段是_____。

8. 输精管可分为_____、_____、_____和_____四部分;在_____施行输精管结扎术最方便。

9. 成年未孕的子宫形态呈_____,可分为_____、_____和_____三部,子宫峡位于与_____与_____之间。

10. 输卵管由内侧向外侧分四部,依次为_____、_____、_____和_____。

11. 前列腺一般分五叶,即_____叶、_____叶、_____叶和两_____叶。其中,位于尿道与射精管之间的是_____,此叶肥大会压迫_____,引起_____困难;前列腺肿瘤好发于_____。

12. 维持子宫正常位置的韧带有_____、_____、_____、_____。

13. 临床上用于识别输卵管的标志是_____。

14. 输卵管由内向外侧依次为_____、_____、_____、_____。

15. 男性生殖系统的附属腺体包括_____、_____和_____。

16. 临床上将_____称为前尿道,_____和_____称为后尿道。

17. 男性尿道有两个弯曲,其中凹向前上而恒定不变的是_____,凹向后下的是_____。

18. 卵子和精子受精的部位多在输卵管的_____,输卵管结扎术常在_____进行。

三、选择题

(一)A1 型题(单句型最佳选择题)

1. 下列属于男性生殖腺的是(　　　)
   A. 睾丸　　　　B. 附睾　　　　C. 前列腺　　　　D. 精囊　　　　E. 肾上腺

2. 下列睾丸的结构中,能产生精子的是(　　　)
   A. 睾丸白膜　　B. 睾丸纵隔　　C. 精曲小管　　　D. 精直小管　　E. 睾丸网

3. 下列关于附睾的叙述,正确的是(　　　)
   A. 为男性生殖腺　　　　　　　　　　　　　B. 具有产生精子和分泌雄激素的功能

C. 具有贮存和输送精子的功能　　　　　　　　D. 附着于睾丸的前缘

E. 参与构成精索

4. 下列包含在精索中的结构是(　　)

A. 附睾部　　　　B. 输精管　　　　C. 射精管　　　　D. 输尿管　　　　E. 男尿道

5. 输精管是(　　)

A. 输送雄激素的管道　　　　　　　　　　　　B. 输送精液和雄激素的管道

C. 由睾丸输出小管直接延续而成　　　　　　　D. 由附睾管直接延续而成

E. 末端开口于精囊

6. 射精管开口于(　　)

A. 膀胱三角　　B. 尿道前列腺部　C. 尿道膜部　　D. 尿道海绵体部　E. 尿道球部

7. 下列关于男性尿道的叙述,正确的是(　　)

A. 仅是引导尿液排出体外的管道　　　　　　　B. 穿过前列腺的一段为膜部

C. 膜部为男尿道的第二个狭窄处　　　　　　　D. 膜部后壁上有射精管的开口

E. 上提阴茎可使男尿道的耻骨下弯消失

8. 结扎输精管最理想的一段是(　　)

A. 睾丸部　　　　B. 精索部　　　　C. 腹股沟管部　　　D. 盆部　　　　E. 输精管壶腹

9. 下列关于男性尿道的叙述,错误的是(　　)

A. 全长分为前列腺部、膜部、海绵体部三段

B. 全长有尿道内口、膜部、尿道外口 3 个狭窄

C. 有耻骨下弯和耻骨前弯两个弯曲

D. 上提阴茎可使耻骨下弯消失

E. 最短的一段是尿道膜部

10. 正常情况下,精子与卵子结合的部位是(　　)

A. 输卵管子宫部　　　　　　　　　　　　　　B. 输卵管峡

C. 输卵管壶腹部　　　　　　　　　　　　　　D. 输卵管漏斗

E. 输卵管伞

11. 结扎输卵管最理想的部位是(　　)

A. 输卵管子宫部　　　　　　　　　　　　　　B. 输卵管峡

C. 输卵管壶腹部　　　　　　　　　　　　　　D. 输卵管漏斗

E. 输卵管伞

12. 手术中可用于辨认输卵管的标志是(　　)

A. 输卵管子宫部　　　　　　　　　　　　　　B. 输卵管峡

C. 输卵管壶腹部　　　　　　　　　　　　　　D. 输卵管漏斗

E. 输卵管伞

13. 维持子宫的正常位置主要依靠(　　)

A. 子宫阔韧带　　　　　　　　　　　　　　　B. 子宫圆韧带

C. 子宫主韧带　　　　　　　　　　　　　　　D. 子宫骶韧带

E. 以上都对

14. 下列关于子宫的描述,正确的是(　　)

  A. 位于耻骨与直肠之间   B. 子宫的下端称子宫底

  C. 子宫的整个内腔称子宫腔   D. 子宫腔呈倒置的三角形

  E. 子宫口通输卵管

15. 卵巢位于(　　)

  A. 盆腔内,膀胱与直肠之间   B. 髂窝内

  C. 左、右髂总动脉之间   D. 髂内、外动脉起始部之间的夹角内

  E. 包裹在子宫圆韧带内

16. 下列有关子宫的叙述,正确的是(　　)

  A. 位于膀胱和直肠之间   B. 分为子宫体和颈两部分

  C. 为腹膜内位器官   D. 与卵巢悬韧带相连

  E. 子宫内腔即子宫腔

17. 下列对附睾的叙述,正确的是(　　)

  A. 为男性生殖腺   B. 贴附于睾丸的前缘

  C. 可分为头、体、尾三部分   D. 产生精子

  E. 可分底、体、颈三部分

18. 下列对射精管的叙述,正确的是(　　)

  A. 由左、右输精管末端合成   B. 由左、右精囊腺排泄管合成

  C. 由输精管与精囊腺排泄管汇合而成 D. 开口于精囊腺

  E. 以上都不对

19. 尿道膜部穿经(　　)

  A. 盆膈   B. 尿生殖膈   C. 肛提肌   D. 提睾肌   E. 以上均不对

20. 下列对精索的叙述,正确的是(　　)

  A. 为坚硬的结缔组织索   B. 自睾丸下端至腹股沟皮下环

  C. 为一柔软的肌性结构   D. 主要结构为输精管、睾丸动脉、蔓状静脉丛

  E. 精索表面无被膜

21. 男性生殖系统的附属腺是(　　)

  A. 睾丸   B. 附睾   C. 精索   D. 阴囊   E. 精囊腺

22. 下列对前列腺的叙述,正确的是(　　)

  A. 呈底向下的栗子形   B. 内有尿道膜部通过

  C. 位于膀胱和尿生殖膈之间   D. 前列腺体的前面有前列腺沟

  E. 活体在直肠不能触及

23. 男性尿道最狭窄的部位是(　　)

  A. 前列腺部 B. 膜部   C. 尿道外口   D. 尿道球   E. 尿道内口

24. 限制子宫向两侧移动的韧带是(　　)

  A. 子宫圆韧带 B. 子宫主韧带 C. 子宫阔韧带 D. 骶子宫韧带 E. 卵巢固有韧带

25. 维持子宫前倾的韧带是(　　)

　　A. 子宫圆韧带　B. 子宫主韧带　　C. 子宫阔韧带　　　D. 骶子宫韧带　　E. 卵巢固有韧带

26. 防止子宫下垂的韧带是(　　　)

　　A. 子宫圆韧带　B. 子宫主韧带　　C. 子宫阔韧带　　　D. 骶子宫韧带　　E. 卵巢固有韧带

(二)A2 型题(病例摘要型最佳选择题)

27. 下列有关子宫位置的叙述,错误的是(　　　)

　　A. 位于盆腔中央　　　　　　　　　　　　B. 膀胱与直肠之间

　　C. 子宫底可在骨盆入口平面以上　　　　　D. 呈前倾前屈位

　　E. 左、右输卵管和卵巢之间

28. 下列不是固定子宫的韧带的是(　　　)

　　A. 子宫阔韧带　B. 子宫主韧带　　C. 骶结节韧带　　　D. 子宫骶韧带　　E. 子宫圆韧带

29. 下列关于女性乳房说法,错误的是(　　　)

　　A. 乳腺有 Cooper 韧带固定　　　　　　　B. 乳头多位于第 4 肋间或第 5 肋

　　C. 乳头周围有乳晕　　　　　　　　　　　D. 为女性生殖器官

　　E. 输乳管以乳头为中心呈放射状

30. 储存精子的器官是(　　　)

　　A. 睾丸　　　　　B. 附睾　　　　　C. 精囊　　　　　D. 膀胱　　　　　E. 输精管

(三)B 型题(配伍选择题)

(31~34 题共用备选答案)

　　A. 精索部　　　B. 输卵管峡部　　C. 输卵管壶腹部　　　D. 输卵管伞　　E. 输卵管漏斗部

31. 识别输卵管的标志是(　　　)

32. 女性进行绝育结扎手术的部位是(　　　)

33. 精子与卵子结合的部位是(　　　)

34. 男性进行绝育结扎手术的部位是(　　　)

(35~38 题共用备选答案)

　　A. 子宫圆韧带　B. 子宫主韧带　C. 子宫阔韧带　D. 骶子宫韧带　　E. 骶结节韧带

35. 限制子宫向两侧移动的韧带是(　　　)

36. 维持子宫前倾的韧带是(　　　)

37. 防止子宫下垂的韧带是(　　　)

38. 维持子宫前屈的韧带是(　　　)

(四)X 型题(多项选择题)

39. 精索中包含的结构有(　　　)

　　A. 输精管　　　　　B. 射精管　　　　　C. 输尿管　　　　D. 睾丸动、静脉　　　E. 提睾肌

40. 男性尿道的生理狭窄是(　　　)

　　A. 尿道内口　　B. 尿道前列腺部　　C. 尿道膜部　　　D. 尿道海绵体部　　E. 尿道外口

41. 睾丸的功能包括(　　　)

　　A. 产生精子　　B. 分泌肾上腺素　　C. 分泌雄激素　　D. 分泌促性腺激素　　E. 产生精液

42. 输卵管的分部包括(　　　)

A.输卵管子宫部　　B.输卵管峡　　C.输卵管壶腹　　D.输卵管漏斗　　E.输卵管伞

43.输精管可分为(　　)

A.睾丸部　　　　B.精索部　　　　C.腹股沟管部　　D.盆部　　　　E.壶腹部

44.下列关于男性尿道的叙述,正确的是(　　)

A.具有排尿和排精的功能　　　　　　　B.前列腺部又称后尿道

C.海绵体部又称前尿道　　　　　　　　D.耻骨前弯恒定不变

E.膜部周围有括约肌

45.下列关于子宫的叙述,正确的是(　　)

A.自下而上可分底、体、颈三部分　　　B.子宫颈全插入阴道上端

C.子宫内腔即子宫腔　　　　　　　　　D.未产妇子宫口为圆形

E.子宫腔呈倒三角形,两侧与输卵管相通

46.通过腹股沟管的结构有(　　)

A.子宫圆韧带　　B.子宫主韧带　　C.精索　　　　D.子宫阔韧带　　E.卵巢固有韧带

47.下列结构中属于男性生殖系统的是(　　)

A.肾　　　　　　B.肾上腺　　　　C.睾丸　　　　D.前列腺　　　　E.男尿道

48.固定子宫的韧带是(　　)

A.子宫圆韧带　　B.子宫主韧带　　C.子宫阔韧带　　D.骶子宫韧带　　E.骶棘韧带

49.精液的成分包括(　　)

A.睾丸液　　　　　　　　　　　　　　B.前列腺液

C.精囊和尿道球腺等附属分泌物　　　　D.附睾液

E.精子

四、简答题

1.精子在何处产生? 经何途径以精液排出体外?

2.论述子宫的形态、位置和分部。

3.简述固定子宫的韧带及作用。

4. 输卵管可分为几部？何处结扎输卵管最方便？行输卵管结扎术如何分辨输卵管？

5. 男性尿道的三狭窄、两弯曲是什么？

五、案例分析题

1. 某患者因不孕前来就诊，经医生检查需做输卵管通液术。请回答以下问题。

（1）此手术的导管从阴道口依次经什么途径到达子宫腔？

（2）如用器械的水囊堵住子宫颈管的上口，并向子宫腔缓慢注入20mL生理盐水，患者无不适感。这意味着什么？这些生理盐水依次经何途径达腹膜腔？

2. 某已婚妇女，因输卵管妊娠破裂而大出血，其腹腔内的积血在半卧位时最先积于何处？若进行引导穹后部穿刺，针尖依次经何途径抽出积血？

第七章 脉管系统

知识目标

(1)能说出体循环和肺循环的循环途径。

(2)能在模型上指出心脏的出、入口。

(3)能准确描述主动脉的分部及主要分支。

(4)能找到上、下腔静脉的主要支属及收集血液的范围。

(5)说出心脏的位置、外形、心腔的结构。

(6)说出人体主要动脉的起止、分支及分布。

(7)能指出人体常用的压迫止血点。

(8)能说出肝门静脉与上腔静脉、下腔静脉间的吻合途径。

(9)能列出体循环静脉血的回心途径。

(10)能说出静脉瓣、静脉角、"危险三角"的概念。

知识要点

一、脉管系统的基本概念

1.脉管系统的组成　心血管系统和淋巴系统。

(1)心血管系统由心、动脉、毛细血管和静脉组成。

(2)淋巴系统由淋巴管道、淋巴器官和淋巴组织组成。

2.脉管系统的功能　是把营养物质和氧等输送到全身各器官、组织和细胞;同时又将组织和细胞的代谢产物如二氧化碳、尿素等运送到肺、肾、皮肤等器官排出体外。

二、心血管系统

(一)心血管系统

心血管系统由心、动脉、静脉和毛细血管组成。

1.心　是中空的肌性器官,借房间隔和室间隔把心分为左、右两半。

2.动脉　是由心室发出导血离心的血管。

3.静脉　是导血回心房的血管。

4.毛细血管　是连于小动脉和小静脉之间呈网状的微血管,管径6～10nm。毛细血管除软骨、毛发、角膜牙釉质外,遍布于全身各部。

(二)血液循环

血液由心室射出,经动脉、毛细血管、静脉返回心房,这种周而复始的循环流动称血液循环。

1. **体循环(大循环)** 左心室—主动脉—全身各级动脉分支—全身毛细血管(进行物质交换)—各级静脉属支—上腔静脉、下腔静脉和冠状窦—右心房。

体循环的特点:行程长,流经范围广,以含氧和营养物质丰富的动脉血滋养全身。并将其代谢产物经静脉运回心。

2. **肺循环(小循环)** 右心室—肺动脉干—左、右肺动脉—肺动脉各级分支—肺泡周围毛细血管网(进行气体交换)—肺静脉各级属支—肺静脉—左心房。

肺循环的特点:行程短,只流经肺完成气体交换。

(三)心脏

1.心的位置和外形

(1)心的位置:心位于胸腔的中纵隔内,约2/3位于身体正中线的左侧,1/3位于正中线的右侧。

(2)心脏的外形:似略呈倒置的圆锥体,略大于本人的拳头,可分为一尖、一底、两面、三缘及四沟。

一尖:心尖,朝向左前下方;心尖的体表投影点位于左第5肋间隙锁骨中线内侧1~2cm处(或左侧第5肋间隙距前正中线7~9cm处),可摸到心尖冲动。

一底:心底,朝向右后上方,与出入心的大血管相连。

两面:胸肋面(前上面)、膈面(后下面)。

三缘:右缘、下缘、左缘。

四沟:冠状沟、前室间沟、后室间沟、房间沟。

2.心各腔的形态 心有四个腔,左、右心房之间有房间隔,左、右心室之间有室间隔,故左右半心不相通,但在右心房和右心室之间,左心房与左心室之间均借房室口相通。

(1)右心房:分前部(固有心房)、后部(腔静脉窦),二者以界沟或界嵴为界。右心房有三个入口,即上腔静脉口、下腔静脉口、冠状窦口;一个出口是右房室口,通右心室。房间隔下部有卵圆窝,为胎儿时期卵圆孔闭锁后的遗迹。

(2)右心室:位于右心房的左前下方,它的室腔可分为流入道和流出道两部分。

流入道(窦部):有右房室口、三尖瓣、肉柱、乳头肌、腱索、隔缘肉柱(节制索)。

流出道(漏斗部、肺动脉圆锥):有肺动脉口、肺动脉瓣。

(3)左心房:分前、后两部。前部有左心耳。后部有四个入口,即左肺上静脉口、左肺下静脉口、右肺上静脉口、右肺下静脉口;一个出口,即左房室口。

(4)左心室:分流入道和流出道。

流入道(窦部):有左房室口、二尖瓣、乳头肌、腱索、二尖瓣复合体。

流出道(主动脉前庭):有主动脉口、主动脉瓣、主动脉窦、左右冠状动脉的开口。

3.心壁的微细结构 心内膜、心肌膜、心外膜。心传导系统位于心壁内,包括窦房结、房室结、房室束及其分支。

三、体循环的血管

(一)体循环的动脉

1.主动脉 可分为三部分。

(1)升主动脉:起自左心室主动脉口,至胸骨角水平,在起始部发出左冠状动脉、右冠状动脉。

(2)主动脉弓:起自胸骨角水平,至第4胸椎左下缘水平,凸侧由右—左发出头臂干、左颈总动脉和左锁骨下动脉。

(3)降主动脉:以膈为界分为胸主动脉和腹主动脉两部分。

2.头颈部动脉 主干为颈总动脉,分支为颈内动脉、颈外动脉。在颈总动脉的分叉处有颈动脉窦和颈动脉小球两个重要的结构。

颈动脉窦:是颈总动脉末端和颈内动脉起始处膨大部分,壁内有压力感受器,当血压升高时,可放射性的引起心跳变慢,血管扩张,血压下降。

颈动脉小球:是一个扁椭圆形小体,连接于颈总动脉分叉处的后方。属于化学感受器,能感受血液中二氧化碳和氧浓度的变化。当二氧化碳浓度升高时,可反射性地促使呼吸加深加快。

(1)颈外动脉由颈总动脉发出后,沿胸锁乳突肌的深面上行,在腮腺实质内分为.上颌动脉和颞浅动脉两个终支。其主要分支如下。

①甲状腺上动脉:起自颈外动脉起始处,行向内下方,分布于甲状腺上部和喉。

②面动脉:在平下颌角处自颈外动脉发出,向前经下颌下腺深面,至咬肌前缘绕过下颌骨下缘到达面部,再经口角的外侧和鼻翼的外侧.上行至眼的内侧,改称为内眦动脉。面动脉沿途分布于面部、下颌下腺和腭扁桃体等处。

③颞浅动脉:经外耳门前方上行,越过颧弓根上行至颅顶,分布于腮腺、颞部和颅顶。

④上颌动脉:在腮腺内发出后,经下颌支的深面行向前内,分布于鼻腔、口腔和硬脑膜等处。其中分布于硬脑膜的分支称脑膜中动脉,自上颌动脉发出后穿棘孔入颅腔,紧贴翼点内面走行。当颞部骨折时,易损伤该血管,引起硬膜外血肿。

(2)颈内动脉:经颈动脉管入颅腔,营养脑和视器。

3.锁骨下动脉和上肢的动脉

(1)锁骨下动脉:左侧起于主动脉弓,右侧起于头臂干,经胸廓上口到颈根部,至第1肋外缘移行为腋动脉,主要分支如下。

①椎动脉:在前斜角肌内侧发出,穿第1~6颈椎横突孔,经枕骨大孔入颅,分布于脑和脊髓。

②胸廓内动脉:与椎动脉的起点相对应,距胸骨外侧缘约1cm处下行,穿膈移行为腹壁上动脉,分布于腹直肌和腹膜等处。

③甲状颈干:是一短干,其主要分支有甲状腺下动脉,分布于甲状腺和喉等处。

(2)腋动脉:分胸肩峰动脉、胸外侧动脉、肩胛下动脉、旋肱后动脉,位于腋窝,分布于肩肌、胸肌、背阔肌、乳房等处。

(3)肱动脉:沿肱二头肌内侧沟下降,分布于臂部,是测量血压时的听诊部位。

(4)桡动脉和尺动脉:位于臂前部,分别在前臂肌前群的桡侧和尺侧部内下行,经腕部到达手掌,分支分布于前臂和手。是临床触摸和记数脉搏的常用部位。

(5)掌浅弓和掌深弓:由桡动脉和尺动脉在手掌的终末分支互相吻合而成。当手指出血时,可在指根两侧血管的行径部位进行压迫止血。

4.胸部的动脉 胸部动脉的主干为胸主动脉。

(1)脏支:主要有支气管支、食管支和心包支,分布于各级支气管、食管和心包等处。

(2)壁支:9对(第3~11肋)肋间后动脉及1对对肋下动脉。

5.腹部的动脉 腹盆部的动脉主干是腹主动脉,也分为脏支和壁支。

(1)脏支:包括不成对的脏支(包括腹腔干、肠系膜上动脉、肠系膜下动脉);成对脏支(包括肾上腺中动脉、睾丸动脉或卵巢动脉、肾动脉)。

①腹腔干:为一短干,在腹主动脉起始处发出,立即分为胃左动脉、肝总动脉和脾动脉三支。分布于肝、胆囊、胃、胰、十二指肠和脾。

②肠系膜上动脉:分布于胰、十二指肠至横结肠之间的消化管,其分支有空肠动脉和回肠动脉、回结肠动脉(行于阑尾系膜游离缘内的为阑尾动脉)、右结肠动脉、中结肠动脉。

③肠系膜下动脉:分布于降结肠、乙状结肠、直肠中上部。分支有左结肠动脉、乙状结肠动脉、直肠上

动脉。

④肾上腺中动脉:在肠系膜上动脉起点附近发出,向外上行,分布于肾上腺。

⑤肾动脉:约在第2腰椎平面处发出,向外侧横行,经肾门入肾。

⑥睾丸动脉:细长,起自肾动脉的稍下方,初沿腹后壁向外下方下降,继而经腹股沟管入阴囊,分布于睾丸和附睾。在女性该动脉称卵巢动脉,分布于卵巢。

(2)壁支:4对腰动脉和1对膈下动脉,分布于腹后壁和膈等处。

6.盆部和下肢的动脉 主干是髂总动脉,平第4腰椎下缘处发自腹主动脉,至骶髂关节处分为髂内动脉、髂外动脉。

(1)髂内动脉:脏支主要有膀胱下动脉、直肠下动脉、子宫动脉、阴部内动脉等;壁支主要有闭孔动脉、臀上动脉、臀下动脉等,髂内动脉分支分布于盆腔壁及盆腔脏器。

(2)髂外动脉:沿腰大肌内侧缘下行,经腹股沟中点稍内侧的后方进入股前部移行为股动脉。髂外动脉在腹股沟韧带的上方发出腹壁下动脉。腹壁下动脉向内上进入腹直肌鞘,布于腹直肌,并与腹壁上动脉吻合。

①股动脉:在腹股沟韧带中点接髂外动脉,其外侧有股静脉,内侧有股神经伴行。至腘窝改名为腘动脉。当下肢发生大出血时,多在此处进行止血。

②腘动脉:在腘窝下角分为胫前动脉和胫后动脉。

③胫前动脉:向前穿小腿骨间膜上端,至小腿前群肌之间下行,踝关节前方移行为足背动脉(触及其搏动的部位)。

④胫后动脉:沿小腿后群肌浅、深层之间下行,经内踝后方入足底,分为足底内侧动脉和足底外侧动脉。

(二)体循环的静脉

全身的静脉可分为肺循环的静脉和体循环的静脉。

肺循环静脉系:肺静脉 { 左上肺静脉 / 左下肺静脉 / 右上肺静脉 / 右下肺静脉

体循环静脉系 { 心静脉系 / 上腔静脉系 / 下腔静脉系(包括肝门静脉系)

1.上腔静脉系 包括上腔静脉及其属支,收集头颈、上肢和胸部的静脉血。

(1)上腔静脉:在右侧第1胸肋结合处后方由左、右头臂静脉合成,沿升主动脉右侧下行,至右侧第3胸肋关节下缘注入右心房。其属支有左、右头臂静脉和奇静脉。收集头颈部、上肢和胸部(心和肺除外)等上半身静脉血。

(2)头臂静脉:由颈内静脉和锁骨下静脉在胸锁关节的后方汇合而成,汇合处的夹角称静脉角,有淋巴导管注入。

头臂静脉的其他属支有:椎静脉、胸廓内静脉、甲状腺下静脉、肋间最上静脉、第1、2肋间静脉。

(3)颈内静脉:于颈静脉孔处续于乙状窦,在颈动脉鞘内下行于颈内动脉和颈总动脉的外侧,至胸锁关节的后方于锁骨下静脉汇合。

①颅内属支:通过颅内静脉及硬脑膜窦收集脑膜、脑、颅骨、视器和前庭蜗器的静脉血。

②颅外属支:主要汇集面部、颈部等处的静脉血,主要有面静脉和下颌后静脉。

面静脉:起自内眦静脉,在面动脉的后方下行,注入颈内静脉。

下颌后静脉：由颞浅静脉和上颌静脉在腮腺内汇合而成。

（4）上肢静脉：包括浅静脉、深静脉。

①浅静脉：包括头静脉、贵要静脉和肘正中静脉。

头静脉：起自手背静脉网的桡侧，沿前臂的桡侧、肘部的前面、肱二头肌外侧沟上行，经三角肌和胸大肌间沟至锁骨下方穿深筋膜注入腋静脉或锁骨下静脉。

贵要静脉：起自手背静脉网的尺侧，沿前臂的尺侧上行，至肘部转至前面，肱二头肌内侧沟上行至臂中点平面，穿深筋膜注入肱静脉或伴肱静脉上行注入腋静脉。

肘正中静脉：起自手掌静脉丛，沿前臂前面上行，注入肘正中静脉。

②深静脉：与同名动脉伴行。

腋静脉：在大圆肌下缘由两条肱静脉汇合而成，在第1肋的外缘续为锁骨下静脉，收集上肢的所有浅、深静脉血。

（5）胸部的静脉

奇静脉：起于右腰升静脉，沿胸椎体右侧上行至第4胸椎高度，注入上腔静脉。

属支 $\begin{cases} 肋间后静脉（第3～11肋）—椎静脉丛 \\ 食管静脉、支气管静脉 \\ 半奇静脉 \end{cases}$

2. 下腔静脉系　由下腔静脉及其属支组成，收集下半身的静脉血。

下腔静脉由左、右髂总静脉平第4～5腰椎右前方合成，沿腹主动脉右侧、脊柱右前方上行，经肝的腔静脉沟，穿膈腔静脉孔入胸腔，穿纤维心包注入右心房。下肢的静脉分为浅静脉和深静脉。

（1）下肢浅静脉：主要有大隐静脉和小隐静脉。

①大隐静脉：在足内侧缘起自足背静脉弓，经内踝前方，沿小腿内侧、膝关节内后方、大腿内侧面上行，至耻骨结节外下方3～4cm处穿阔筋膜的隐静脉裂孔，注入股静脉。

属支：腹壁浅静脉、旋髂浅静脉、阴部外静脉、股内侧浅静脉、股外侧浅静脉。

②小隐静脉：在足外侧缘起自足背静脉弓，经外踝后方，沿小腿后面上行，至腘窝下角穿深筋膜注入腘静脉。

（2）盆部的静脉：主要有髂总静脉、髂内静脉和髂外静脉。

①髂总静脉：在骶髂关节前方由髂内静脉和髂外静脉汇合而成。

②髂内静脉 $\begin{cases} 壁支：臀上静脉、臀下静脉、闭孔静脉、骶外侧静脉 \\ 脏支 \begin{cases} 直肠静脉 \\ 膀胱静脉 \\ 子宫静脉 \end{cases} \end{cases}$

③髂外静脉：包括腹壁下静脉、旋髂深静脉。

（3）腹部的静脉：腹部的静脉分为壁支和脏支两种。

属支 $\begin{cases} 壁支：膈下静脉、腰静脉 \\ 脏支 \begin{cases} 肾上腺静脉：左侧注入左肾静脉，右侧注入下腔静脉 \\ 肾静脉 \\ 睾丸静脉（女性为卵巢静脉） \\ 肝静脉：3条，在腔静脉沟注入下腔静脉 \end{cases} \end{cases}$

肝门静脉：由脾静脉与肠系膜上静脉在胰颈后方合成，经胰颈和下腔静脉之间进入肝十二指肠韧带，在肝固有动脉和胆总管的后方上行至肝门，分为左、右两支入肝。

属支：脾静脉、肠系膜上静脉、肠系膜下静脉、胃左静脉、胃右静脉、胆囊静脉、附脐静脉。

收集范围:自食管腹段至直肠的腹盆部消化管道及脾胰和胆囊的静脉血。

肝门静脉系与上、下腔静脉系间的吻合部位:①经食管静脉丛与上腔静脉系的吻合;②经直肠静脉丛与下腔静脉系的吻合;③通过脐周静脉网分别与上、下腔静脉系的吻合。④通过椎内、外静脉丛使贴近腹后壁的肠系膜上、下静脉和脾静脉的小属支与上、下腔静脉系的肋间后静脉、椎静脉、腰静脉的属支间相吻合。⑤通过肝裸区、胰、十二指肠、升结肠、降结肠使肠系膜上静脉、肠系膜下静脉的小属支与腹后壁上、下腔静脉系中的肋间后静脉、膈下静脉、腰静脉、肾静脉等小属支相吻合。

四、淋巴系统

淋巴系统是脉管系统的重要组部分,由各级淋巴管道、淋巴器官和散在的淋巴组织构成。

1. **淋巴管道**　包括毛细淋巴管、淋巴管、淋巴干和淋巴导管。

全身共有9条淋巴干,它们是:左、右颈干,左、右锁骨下干,左、右支气管纵隔干,左、右腰干和一条肠干。

2. **淋巴导管**　全身9条淋巴干最终分别汇合成两条淋巴导管,即胸导管和右淋巴导管。

①胸导管:是全身最粗大的淋巴管道,长30～40cm。起始于第1腰椎前方的乳糜池,乳糜池由左、右腰干和肠干汇合而成。胸导管自乳糜池上行,经膈的主动脉裂孔入胸腔,沿脊柱前方、胸主动脉与奇静脉之间上行,至第5胸椎高度逐渐偏向左侧,沿脊柱左侧缘继续上行,出胸廓上口达颈根部,然后弯向前内下方注入左静脉角。在注入静脉角前,收集左颈干、左锁骨下干和左支气管纵隔干的淋巴回流。胸导管通过6条淋巴干(左颈干、左锁骨下干、左支气管纵隔干、左腰干、右腰干和肠干)和某些散在的淋巴管,收集了下半身和上半身左侧半(全身3/4部位)的淋巴。

②右淋巴导管:收集3条淋巴干(左颈干、左锁骨下干、左支气管纵隔干)的淋巴回流,收集范围为全身1/4淋巴,注入右静脉角。

 目标检测

一、名词解释

1. 体循环

2. 肺循环

3. 三尖瓣

4. 二尖瓣

5. 窦房结

6. 房室结

7. 心包

8. 动脉

9. 静脉

二、填空题

1. 脉管系统包括_____系统和_____系统。

2. 心位于胸腔的_____内,约2/3偏于_____;心尖朝向_____,距前正中线约_____cm。

3. 在_____、_____处可闻及期前收缩。

4. 掌浅弓由_____和_____吻合而成。

5. 右心房有三个入口,分别是_____、_____和_____。

6. 右心室的入口是_____,口的周缘有_____瓣;出口是_____,口的周缘有_____瓣。

7. 左心房的四个入口分别是_____、_____、_____和_____;出口是_____。

8. 营养心的动脉是_____和_____,它们均起自_____。

9. 心传导系包括_____、_____、_____及其分支。

10. 心的正常起搏点是_____,它位于_____与_____交界处的_____深面。

11. 主动脉可分为_____、_____、_____和_____四部分。

12. 从主动脉弓凸侧,自右向左发出三大分支,即_____、_____、_____。

13. 当颞部或颅顶部出血时,可在_____前方压迫_____动脉进行暂时止血。

14. 手指出血时可在_____压迫_____达到暂时止血的目的。

15. 由腹主动脉发出的不成对脏支有_____、_____和_____。

16. 胆囊动脉发自_____,阑尾动脉发自_____动脉。肝固有动脉分为右支和左支,右支又名肝右动脉,左支又名肝左动脉。

17. 体循环静脉可分为_____、_____和_____。

18. 门脉系与腔静脉系之间的三个重要侧支吻合部位依次为_____、_____和_____。

19. 下腔静脉由_____汇合而成,经膈肌的_____孔进入胸腔,最后注入_____。

20. 大隐静脉起自_____,经内踝的_____方,沿小腿内侧,大腿前内侧上行,注入_____。

21. 小隐静脉起自_____,经外踝的_____方,沿小腿后面中线上行,至腘窝注入_____。

22. 肝门静脉由_____静脉和_____静脉汇合而成。

23. 胸导管起自_____,注入_____;右淋巴导管注入_____。

24. 淋巴系统由_____、_____和_____组成。

25. 淋巴器官包括_____、_____、胸腺和腭扁桃体等。

26. 淋巴管道可分为_____、_____、_____和_____。

27. 淋巴管由_____汇合而成,管壁内有丰富的_____,可分为_____、_____两组。

28. 全身各部的淋巴管经过一系列的淋巴结汇合成9条淋巴干,即收集头颈部淋巴的左、右_____,收集上肢淋巴的左、右_____,收集胸部淋巴的左、右_____,收集下肢、盆部及腹部成对脏器淋巴的左、右_____,收集腹部不成对脏器淋巴的_____。

29. 9条淋巴汇集成两条淋巴导管,即_____和_____。

30. _____、_____、_____淋巴结的输出管汇合成一条肠干,注入_____。

31. 脾可分为_____、_____两面,_____、_____两端和_____、_____两缘。

32. 肝固有动脉行于肝十二指肠韧带内肝门静脉前方,胆总管左侧,到达肝门分为左、右两支,分别进入_____、_____,_____在入肝门前还发出胆囊动脉,分布于胆囊。

33. 胃十二指肠动脉起始后经十二指肠上部后方下降,在幽门下缘分为_____和_____。

34. 供甲状腺的动脉是_____与_____,它们分别起自_____和_____。

35. 阑尾动脉是_____分支,它行于_____的游离缘内,直至阑尾尖。

36. 膈下动脉左、右各一,分布于_____和_____。

37. 腹主动脉为腹部主干,在膈的_____处,续于_____,沿脊柱左前方下降,达第4腰椎下缘,分为_____。

38. 腹主动脉的分支亦有_____和_____。

39. 腹主动脉壁支主要有_____、_____、_____。

40. 腰动脉左右各4支,分布于_____、_____及_____。

三、选择题

(一)A1 型题(单句型最佳选择题)

1. 血液循环是(　　)
   A. 大循环始于右心室
   B. 小循环始于左心室
   C. 大循环内流动的是动脉血
   D. 小循环内流动的是动脉血
   E. 小循环主要功能是将静脉血转为动脉血

2. 关于心脏的说法,正确的是(　　)
   A. 左、右半心互相连通
   B. 左半心含静脉血
   C. 右半心含动脉血
   D. 体循环起于右半心
   E. 左半心称为动脉心

3. 下列关于动脉韧带的叙述,正确的是(　　)
　　A. 位于肺动脉干根部　　　　　　　　　　　B. 连于左、右肺动脉分叉部偏左处
　　C. 连于左、右肺动脉分叉部偏右处　　　　　D. 是肺动脉干与主动脉之间的通道
　　E. 胚胎时期已形成

4. 下列关于左颈总动脉的叙述,正确的是(　　)
　　A. 头臂干的分支　　　　　　　　　　　　　B. 主动脉的一级分支
　　C. 由主动脉弓凹侧发出　　　　　　　　　　D. 行于颈动脉鞘外
　　E. 动脉起始处有颈动脉窦

5. 下列关于右锁骨下动脉的叙述,正确的是(　　)
　　A. 起于主动脉弓　　　　　　　　　　　　　B. 起于头臂干
　　C. 于前斜角肌前方走行　　　　　　　　　　D. 发出甲状腺上动脉
　　E. 该动脉的止血点是锁骨中点

6. 卵圆窝位于(　　)
　　A. 左心房后壁上　　　　　　　　　　　　　B. 右心室后壁上
　　C. 右心房前壁上　　　　　　　　　　　　　D. 右心房的房间隔上
　　E. 右心室室间隔上

7. 心尖朝向(　　)
　　A. 左前方　　　　　B. 左方　　　　　C. 左下方　　　　　D. 左前下方　　　　　E. 右方

8. 左心房有(　　)
　　A. 肺动脉口　　　　　　　　　　　　　　　B. 4 个肺静脉口
　　C. 2 个肺静脉口　　　　　　　　　　　　　D. 冠状窦口
　　E. 上腔静脉口

9. 主动脉弓(　　)
　　A. 续于升主动脉,呈弓形弯向左后方　　　　B. 凸侧有 4 大分支
　　C. 自左心室起,呈弓形弯向左后方　　　　　D. 凹侧有 3 大分支
　　E. 发出左、右冠状动脉

10. 下列关于颈外动脉的叙述,正确的是(　　)
　　A. 发出甲状腺下动脉　　　　　　　　　　　B. 发出甲状腺上动脉
　　C. 发出椎动脉　　　　　　　　　　　　　　D. 在颈部无分支
　　E. 起自锁骨下动脉

11. 下列关于锁骨下动脉的叙述,正确的是(　　)
　　A. 左侧起自头臂干　　　　　　　　　　　　B. 右侧起于主动脉弓
　　C. 延续为肱动脉　　　　　　　　　　　　　D. 发出椎动脉
　　E. 发出胸外侧动脉

12. 腹腔干发出(　　)
　　A. 胃左动脉　　　　　　　　　　　　　　　B. 胃网膜左动脉
　　C. 胃右动脉　　　　　　　　　　　　　　　D. 胃网膜右动脉
　　E. 肝固有动脉

13. 直接分布到胃的动脉有(　　　)
    A. 脾动脉
                            B. 肝总动脉
    C. 胃短动脉
                            D. 胃十二指肠动脉
    E. 胆囊动脉

14. 阑尾动脉直接起自(　　　)
    A. 右结肠动脉
                            B. 肠系膜上动脉
    C. 肠系膜下动脉
                            D. 回结肠动脉
    E. 乙状结肠动脉

15. 下列不属于右心房的结构是(　　　)
    A. 上腔静脉口
                            B. 卵圆窝
    C. 肺静脉口
                            D. 梳状肌
    E. 冠状窦口

16. 下列关于静脉的叙述,正确的是(　　　)
    A. 浅静脉与浅动脉伴行
                    B. 管壁相对较动脉厚
    C. 所有的静脉都有静脉瓣
                    D. 体循环静脉分深浅两种
    E. 管腔比相应动脉小

17. 下列关于颈内静脉的叙述,正确的是(　　　)
    A. 直接注入上腔静脉
                    B. 与颈外动脉伴行
    C. 注入头臂静脉
                          D. 注入锁骨下静脉
    E. 是浅静脉

18. 下列关于肘正中静脉的叙述,正确的是(　　　)
    A. 起于手背静脉网正中
                  B. 大多注入肱静脉
    C. 属于深静脉
                          D. 属于浅静脉
    E. 连接桡静脉和尺静脉

19. 下列关于小隐静脉的叙述,正确的是(　　　)
    A. 行于外踝后方
                            B. 行于外踝前方
    C. 起于足背静脉弓内侧
                    D. 注入胫后静脉
    E. 无静脉瓣

20. 下列关于肝门静脉的叙述,正确的是(　　　)
    A. 注入上腔静脉
                            B. 注入肝静脉
    C. 无静脉瓣
                            D. 没有侧副循环
    E. 只有肠系膜上、下静脉注入

21. 胸导管不收集(　　　)
    A. 左上半身的淋巴
                    B. 左下半身的淋巴
    C. 右下半身的淋巴
                  D. 右上半身的淋巴
    E. 左下肢的淋巴

22. 下列关于右淋巴导管的叙述,正确的是(　　　)
    A. 收集右上半身的淋巴
                  B. 收集右下半身的淋巴

C. 收集右下肢的淋巴   D. 是最长的淋巴导管

E. 收集全身 1/2 的淋巴

23. 下列关于头静脉的叙述,正确的是(　　　)

    A. 起于手背静脉网桡侧   B. 起于手背静脉网尺侧

    C. 注入肱静脉   D. 注入贵要静脉

    E. 属于深静脉

24. 下列关于颈外静脉的叙述,正确的是(　　　)

    A. 为颈部最粗大的浅静脉   B. 由枕静脉和面静脉合成

    C. 注入颈内静脉   D. 注入头臂静脉

    E. 位于胸锁乳突肌深方

25. 上腔静脉由左、右(　　　)

    A. 头臂静脉合成   B. 锁骨下静脉合成

    C. 颈内静脉合成   D. 头臂干合成

    E. 锁骨下静脉和颈内静脉合成

26. 下列关于大隐静脉的叙述,正确的是(　　　)

    A. 是下肢的深静脉   B. 起自足背静脉弓的外侧

    C. 起自足背静脉弓的内侧   D. 注入腘静脉

    E. 注入胫静脉

27. 胸导管常注入(　　　)

    A. 左静脉角   B. 右静脉角

    C. 右锁骨下静脉   D. 右头臂静脉

    E. 左锁骨下静脉

28. 下列关于脾的叙述,正确的是(　　　)

    A. 为扁圆形中空性器官   B. 位于右季肋区

    C. 被第 9~11 肋覆盖   D. 后缘有 2~3 个脾切迹

    E. 位于腹上区

29. 面动脉的压迫止血点通常在(　　　)

    A. 外耳门前方   B. 口角外侧

    C. 咬肌后缘与下颌角处   D. 咬肌前缘与下颌骨体下缘处

    E. 内眦

30. 胸导管注入(　　　)

    A. 左锁骨下静脉   B. 左颈内静脉   C. 右颈内静脉   D. 左静脉角   E. 右静脉角

31. 右淋巴导管注入(　　　)

    A. 左锁骨下静脉   B. 左颈内静脉   C. 右颈内静脉   D. 左静脉角   E. 右静脉角

32. 下列关于胸导管的叙述,正确的是(　　　)

    A. 收集下半身的淋巴   B. 起自乳糜池

    C. 由左、右腰干合成   D. 起始后经膈的食管裂孔入胸腔

    E. 注入左锁骨下静脉

33. 下列关于右淋巴导管的叙述,正确的是(　　)

    A. 收集上半身的淋巴　　　　　　　　　　　B. 由右颈干和右锁骨下干合成

    C. 长约35cm　　　　　　　　　　　　　　D. 注入右静脉角

    E. 亦称胸导管

34. 脾的位置(　　)

    A. 位于右季肋区　　　　　　　　　　　　　B. 与右第9~11肋相对

    C. 长轴与第10肋相一致　　　　　　　　　　D. 与右肾相邻

    E. 正常情况下在左肋弓下能触及

35. 下列关于心室收缩时瓣膜变化规律的叙述,正确的是(　　)

    A. 主动脉瓣关闭,二尖瓣开放　　　　　　　B. 主动脉瓣关闭,肺动脉瓣开放

    C. 主动脉瓣开放,二尖瓣关闭　　　　　　　D. 肺脉瓣关闭,三尖瓣开放

    E. 肺动脉瓣开放,三尖瓣开

36. 心尖的体表投影在(　　)

    A. 左第4肋间隙,锁骨中线内侧3~4cm　　B. 左第4肋间隙,锁骨中线外侧1~2cm

    C. 左第5肋间隙,锁骨中线内侧1~2cm　　D. 左第5肋间隙,锁骨中线外侧1~2cm

    E. 左第6胸肋关节

37. 关于心的静脉的叙述,正确的是(　　)

    A. 全部直接开口于心腔　　　　　　　　　　B. 全部直接开口于右心房

    C. 全部直接开口于左心　　　　　　　　　　D. 大部分先汇入冠状窦,再注入右心房

    E. 大部分先汇入冠状窦,再注入左心房

38. 心的血液循环中(　　)

    A. 左半心仅由左冠状动脉营养　　　　　　　B. 冠状窦收集了心全部的静脉血

    C. 左心室后壁由左、右冠状动脉共同营养　　D. 心的血循环为功能型血液循环

    E. 窦房结仅由右冠状动脉营养

39. 心外膜的构成成分是(　　)

    A. 纤维心包　　　　　　　　　　　　　　　B. 纵隔胸膜

    C. 深筋膜　　　　　　　　　　　　　　　　D. 浆膜心包脏层

    E. 浆膜心包壁层

40. 心的正常起搏点在(　　)

    A. 房室束　　　　　　　　　　　　　　　　B. 房室结

    C. 结间束　　　　　　　　　　　　　　　　D. 浦肯野纤维

    E. 窦房结

41. 关于右心室的叙述,正确的是(　　)

    A. 构成心右缘的大部　　　　　　　　　　　B. 室壁比左心室厚

    C. 构成心下缘的大部　　　　　　　　　　　D. 腔面全部由肉柱形成嵴状

    E. 有冠状窦的开口

42. 关于卵圆窝的叙述,正确的是(　　)

    A. 在左心房的后壁上　　　　　　　　　　　B. 在室间隔的左心室侧

C. 在室间隔的右心室侧   D. 在右心房的前壁上

E. 在房间隔的右心房侧

43. 关于下腔静脉的叙述,正确的是( )

  A. 接收肝静脉的注入   B. 只接收腹腔单一脏器的静脉血

  C. 由左、右髂总静脉在第 3 腰椎水平汇成   D. 接收肝门静脉的注入

  E. 位于主动脉的左侧

44. 窦房结位于( )

  A. 下腔静脉口的右侧   B. 房间隔内

  C. 冠状窦口   D. 右肺上静脉入口处

  E. 上腔静脉与右心耳交界处的心外膜下

45. 大隐静脉经过( )

  A. 内踝前方   B. 内踝后方

  C. 外踝前方   D. 外踝后方

  E. 内、外踝之间的后方

46. 下列关于肺动脉的叙述,正确的是( )

  A. 起于左心室   B. 其内流动着动脉血

  C. 动脉韧带连于右肺动脉与主动脉弓之间   D. 属于营养性动脉

  E. 左、右肺动脉位于主动脉弓的下方

47. 下列关于掌浅弓的叙述,正确的是( )

  A. 由尺动脉的掌浅支和尺动脉的终支构成   B. 由桡动脉和尺动脉终支吻合而成

  C. 弓的凸缘向近侧   D. 发出 3 条掌心动脉

  E. 小指尺掌侧动脉是其分支之一

48. 阑尾动脉直接起于( )

  A. 肠系膜上动脉   B. 肠系膜下动脉   C. 回结肠动脉   D. 中结肠动脉   E. 右结肠动脉

49. 能在外耳门前方摸到搏动的动脉是( )

  A. 上颌动脉   B. 颈外动脉   C. 面动脉   D. 颞浅动脉   E. 脑膜中动脉

50. 小隐静脉注入( )

  A. 股动脉   B. 大隐静脉   C. 腘静脉   D. 胫前静脉   E. 胫后静脉

51. 肝门静脉行于( )

  A. 肝圆韧带内   B. 肝胃韧带

  C. 十二指肠悬韧带   D. 肝十二指肠韧带

  E. 肝镰状韧带

52. 下列关于奇静脉的叙述,正确的是( )

  A. 起自左腰升静脉   B. 绕右肾蒂的上方注入下腔静脉

  C. 注入下腔静脉   D. 是沟通上、下腔静脉系统唯一的通道

  E. 注入上腔静脉

53. 下列关于颈内静脉的叙述,正确的是( )

A. 位于胸锁乳突肌浅面   B. 仅收纳颅内静脉血

C. 由乙状窦延续而成   D. 汇入锁骨下静脉

E. 汇入上腔静脉

54. 下列关于肝门静脉的叙述,正确的是(　　)

    A. 多由肠系膜上、下静脉合成   B. 位于大网膜内

    C. 只收集消化管的血液   D. 多由肠系膜上静脉和脾静脉合成

    E. 是肝供血的唯一来源

55. 下列构成静脉汇合处的夹角,被称为静脉角的是(　　)

    A. 左、右头臂静脉   B. 上、下腔静脉

    C. 内、外静脉   D. 锁骨下静脉、颈内静脉

    E. 颈外静脉、锁骨下静脉

56. 下列关于头静脉的叙述,正确的是(　　)

    A. 起于手背静脉网尺侧   B. 起于手背静脉网桡侧

    C. 通过肘窝中央   D. 注入尺静脉

    E. 注入肱静脉

57. 下列关于直肠静脉的叙述,正确的是(　　)

    A. 直肠上静脉注入内静脉   B. 直肠下静脉注入肠系膜下静脉

    C. 直肠下静脉注入髂外静脉   D. 直肠下静脉注入阴部内静脉

    E. 直肠下静脉注入髂内静脉

58. 面动脉起于(　　)

    A. 颈内动脉   B. 颈总动脉   C. 颈外动脉   D. 颈总动脉分叉处   E. 锁骨下动脉

59. 主动脉弓的分支有(　　)

    A. 胸廓内动脉   B. 右锁骨下动脉

    C. 右颈总动脉   D. 左锁骨下动脉

    E. 椎动脉

60. 腹主动脉的壁支有(　　)

    A. 脐动脉   B. 腰动脉   C. 腹壁上动脉   D. 腹壁下动脉   E. 肋间后动脉

(二)A2 型题(病例摘要型最佳选择题)

61. 患儿,男,6 岁,先天性室间隔缺损。该病最常见的发生部位是(　　)

    A. 室间隔膜部   B. 室间隔肌部   C. 房室瓣   D. 卵圆窝   E. 房室隔

62. 患者,女,48 岁,心慌、心悸 3 小时。心电图检查提示心律失常。若因自身功能异常而导致这一
    症状,则该结构可能是(　　)

    A. 二尖瓣   B. 三尖瓣   C. 窦房结   D. 左心耳   E. 冠状动脉

63. 患者,女,49 岁,慢性支气管炎 21 年,肺气肿 3 年,现并发肺动脉高压。下列符合肺动脉高压对心
    脏的影响是(　　)

    A. 左心房肥大   B. 左心室肥大   C. 右心房肥大   D. 右心室肥大   E. 左、右心室肥大

64. 患者,男,43 岁,运动后突然出现胸闷、心慌、出冷汗。心电图检查提示左、右心室前壁下部部分

心肌梗死,可能阻塞的血管是(　　)

A. 前室间支　　B. 后室间支　　C. 左心室后支　　D. 旋支　　E. 动脉圆锥支

65. 患儿,男,11 岁,诊断为急性单纯性阑尾炎,现静脉滴注抗生素药治疗,药物作用于阑尾,须经过的动脉中,不包括(　　)

A. 腹腔干　　B. 回结肠动脉　　C. 阑尾动脉　　D. 肠系膜上动脉　　E. 腹主动脉

66. 患者,男,67 岁,肝癌术后化疗,通过股动脉介入将化疗药物送达肝。药物介入过程中不需经过的血管是(　　)

A. 腹腔干　　B. 内动脉　　C. 髂总动脉　　D. 肝总动脉　　E. 腹主动脉

67. 患者,男,33 岁,3 小时前突然出现腹痛、腹胀。腹部 B 超提示肠扭转,剖腹探查,发现升结肠上段缺血坏死,被压迫造成血供障碍的动脉最可能是(　　)

A. 中结肠动脉　　B. 右结肠动脉　　C. 左结肠动脉　　D. 肠系膜上动脉　　E. 回肠动脉

68. 患者,男,63 岁,动脉粥样硬化 10 年。若患者颈内动脉粥样硬化斑块脱落,理论上判断该斑块可能栓塞的部位是(　　)

A. 舌　　B. 甲状腺　　C. 脑　　D. 咽喉　　E. 鼻腔

(三)B 型题(配伍选择题)

(69 ~ 72 题共用备选答案)

A. 右房室口　　B. 左房室口　　C. 肺动脉口　　D. 主动脉口　　E. 上腔静脉口

69. 右心房的出口是(　　)

70. 右心室的出口是(　　)

71. 二尖瓣位于(　　)

72. 口上无瓣膜结构的是(　　)

(73 ~ 76 题共用备选答案)

A. 主动脉　　B. 肺动脉　　C. 肺静脉　　D. 下腔静脉　　E. 冠状动脉

73. 连于左心室的是(　　)

74. 连于左心房的是(　　)

75. 连于右心房的是(　　)

76. 连于右心室的是(　　)

(77 ~ 80 题共用备选答案)

A. 胸导管　　B. 右淋巴导管　　C. 乳糜池　　D. 左静脉角　　E. 右静脉角

77. 肠干注入(　　)

78. 右支气管纵隔干注入(　　)

79. 左颈干注入(　　)

80. 胸导管注入(　　)

(81 ~ 84 题共用备选答案)

A. 右心房　　B. 右心室　　C. 左心室　　D. 冠状沟　　E. 前室间沟

81. 构成心尖的是(　　)

82. 卵圆窝位于(　　)内。

83. 心房与心室表面的分界是(　　)

84. 左、右心室表面的分界是( )

(85~88 题共用备选答案)

    A. 三尖瓣   B. 二尖瓣   C. 主动脉瓣   D. 肺动脉瓣   E. 下腔静脉瓣

85. 能防止左心室内血液逆流的瓣膜是( )

86. 位于左心室出口的瓣膜是( )

87. 能防止右心室内血液倒流的瓣膜是( )

88. 位于右心室出口的瓣膜是( )

(89~92 题共用备选答案)

    A. 主动脉   B. 尺动脉   C. 胸导管   D. 淋巴干   E. 动脉韧带

89. 上述结构连于静脉的是( )

90. 上述结构属于弹性动脉的是( )

91. 上述结构连于主动脉与肺动脉之间的是( )

92. 上述结构属于肌性动脉的是( )

(93~96 题共用备选答案)

    A. 上腔静脉   B. 下腔静脉   C. 门静脉   D. 腋静脉   E. 股静脉

93. 奇静脉注入( )

94. 肝静脉注入( )

95. 大隐静脉注入( )

96. 头静脉注入( )

(97~100 题共用备选答案)

    A. 奇静脉   B. 颈内静脉   C. 锁骨下静脉   D. 颈外静脉   E. 头臂静脉

97. 汇合成上腔静脉的是( )

98. 属于浅静脉的是( )

99. 不成对的静脉是( )

100. 能与锁骨下静脉汇合形成静脉角的是( )

(100~103 题共用备选答案)

    A. 肺动脉   B. 冠状动脉   C. 胸廓内动脉   D. 支气管动脉   E. 颈外动脉

101. 营养肺的动脉( )

102. 起于升主动脉的是( )

103. 发自锁骨下动脉的是( )

(四)X 型题(多项选择题)

104. 下列关于大循环和小循环的说法,正确的是( )

    A. 大循环的血分布到整个身体各部   B. 动脉内都是动脉血

    C. 大循环的血由左心室射出   D. 大、小循环通过左、右房室口相连续

    E. 是完全分开的两个独立系统

105. 参与心腔防止血液逆流的结构有( )

    A. 二尖瓣   B. 三尖瓣   C. 主动脉瓣   D. 肉柱   E. 室上嵴

106. 下列关于室间隔的叙述,正确的是( )

A. 由膜部和肌部构成 　　　　　　　　　　B. 全部由肌性成分构成

C. 膜部是室间隔缺损的好发部位 　　　　　D. 膜部位于上部

E. 肌部位于上部

107. 心传导系包括(　　)

A. 房室结 　　　B. 冠状窦 　　　C. 窦房结 　　　D. 房室束 　　　E. 隔缘肉柱

108. 下列关于掌深弓的叙述,正确的是(　　)

A. 由掌弓的凸侧发出掌心动脉 　　　　　　B. 桡动脉的末端参与构成

C. 尺动脉的末端参与构成 　　　　　　　　D. 在屈指肌腱的深面

E. 位于掌浅弓的近侧

109. 营养肾上腺的动脉起自(　　)

A. 腹主动脉 　　　B. 膈下动脉 　　C. 肾动脉 　　　D. 腰动脉 　　　E. 腹腔干

110. 腹主动脉的直接分支为(　　)

A. 胃短动脉 　　　B. 胃左动脉 　　C. 肾上腺中动脉 　D. 腰动脉 　　　E. 肾动脉

111. 子宫动脉分布于(　　)

A. 子宫 　　　　　B. 输卵管 　　　C. 卵巢 　　　　D. 会阴 　　　　E. 直肠

112. 下列关于心的叙述,正确的是(　　)

A. 位于前纵隔内 　　　　　　　　　　　　B. 位于中纵隔内

C. 约2/3 在正中线左侧 　　　　　　　　　D. 约1/2 在正中线左侧

E. 全部位于正中线左侧

113. 左冠状动脉营养(　　)

A. 右室前壁 　　B. 左心房 　　C. 左室前壁 　　D. 室间隔后1/3 　　E. 左室后壁

114. 心的静脉回流途径有(　　)

A. 直接流入右心房 　　　　　　　　　　　B. 直接流入各心腔

C. 经冠状窦流入右心房 　　　　　　　　　D. 经上腔静脉流入右心房

E. 经下腔静脉流入右心房

115. 下列关于主动脉弓的叙述,正确的是(　　)

A. 在气管分叉处的下方通过 　　　　　　　B. 跨越左主支气管的上方

C. 壁内有压力感受器 　　　　　　　　　　D. 壁内有化学感受器

E. 凸侧发出左颈总动脉

116. 下列关于颈总动脉的叙述,正确的是(　　)

A. 左侧起于主动脉弓 　　　　　　　　　　B. 右侧起于头臂干

C. 分为颈内动脉、颈外动脉两终支 　　　　D. 右侧起于主动脉弓

E. 左侧起于头臂干

117. 颈外动脉发出分支营养(　　)

A. 舌 　　　　　　B. 眼球 　　　　C. 眼睑 　　　　D. 腮腺 　　　　E. 牙

118. 锁骨下动脉(　　)

A. 右侧起自主动脉弓 　　　　　　　　　　B. 左起自头臂干

C. 穿过斜角肌间隙   D. 不穿过斜角肌间隙

E. 发出椎动脉

119. 浆膜性心包(　　　)

    A. 是心包的外层   B. 是心包的内层

    C. 脏层与壁层之间为心包腔   D. 与纤维性心包之间有心包腔

    E. 分脏层和壁层

120. 腹腔干发出(　　　)

    A. 胃左动脉　　　B. 肾动脉　　　C. 肝总动脉　　　D. 脾动脉　　　E. 胃右动脉

121. 营养下消化道的动脉可来自(　　　)

    A. 腹腔干   B. 肠系膜下动脉

    C. 肠系膜上动脉   D. 髂内动脉

    E. 回结肠动脉

122. 分布于上消化道的动脉分别来自(　　　)

    A. 脾动脉   B. 腹腔干

    C. 肠系膜上动脉   D. 肝固有动脉

    E. 肠系膜下动脉

123. 分布于肾上腺的动脉分别来自(　　　)

    A. 腹腔干　　　B. 肾动脉　　　C. 脾动脉　　　D. 膈下动脉　　　E. 腹主动脉

124. 分布于直肠和肛管的动脉分别来自(　　　)

    A. 髂外动脉   B. 肠系膜下动脉

    C. 髂内动脉   D. 肠系膜上动脉

    E. 阴部内动脉

125. 下列关于心包的叙述,正确的是(　　　)

    A. 内层为浆膜性心包   B. 外层为纤维性心包

    C. 浆膜性心包壁层又称心外膜   D. 浆膜性心包脏层又称心外膜

    E. 浆膜性心包脏、壁层之间为心包腔

126. 只有在右心室内才可见到的结构是(　　　)

    A. 三尖瓣　　　B. 室上嵴　　　C. 肉柱　　　D. 隔缘肉柱　　　E. 前室间支

127. 下列关于大隐静脉的叙述,正确的是(　　　)

    A. 注入髂外静脉   B. 注入股静脉

    C. 起于足背静脉弓内侧   D. 经内踝前方

    E. 属支有小隐静脉

128. 下腔静脉的属支为(　　　)

    A. 肝静脉　　　B. 左睾丸静脉　　　C. 右睾丸静脉　　　D. 腰静脉　　　E. 髂外静脉

129. 肝门静脉侧副吻合所通过的部位有(　　　)

    A. 肝　　　B. 胃　　　C. 脾　　　D. 脐周围　　　E. 食管

130. 上肢的浅静脉有(　　　)

A. 桡静脉　　　　B. 贵要静脉　　　C. 头静脉　　　　　D. 尺静脉　　　　　E. 肱静脉

131. 下列关于头臂静脉的叙述,正确的是(　　)
    A. 由颈内、外静脉合成　　　　　　　　　B. 注入上腔静脉
    C. 左右各有一条　　　　　　　　　　　　D. 有甲状腺下静脉注入
    E. 有甲状腺上静脉注入

132. 大隐静脉的属支有(　　)
    A. 股内侧浅静脉　　　　　　　　　　　　B. 股外侧浅静脉
    C. 腹壁浅静脉　　　　　　　　　　　　　D. 旋髂浅静脉
    E. 阴部外静脉

133. 下列关于静脉的说法,正确的是(　　)
    A. 与动脉相比,静脉内压较高　　　　　　B. 起于毛细血管网
    C. 总容积大于动脉的总容积　　　　　　　D. 四肢深静脉与动脉伴行
    E. 头颈部静脉大多无静脉瓣

四、简答题

1. 试比较动脉和静脉的特点。

2. 体循环包括哪几个静脉系统?

3. 上腔静脉由哪两条静脉合成? 其属支有哪些?

4. 简述头臂静脉的合成和属支。

5. 简述颈内静脉的起始和属支。

6. 简述下腔静脉的合成和属支。

7. 简述肝门静脉的合成及特点。

8. 肝门静脉有哪些主要属支?

9. 上腔静脉收集身体哪些部分的静脉血?

10. 面静脉有何特点? 如何与海绵窦相交通?

11. 肝门静脉主要通过哪几处静脉丛与上、下腔静脉系之间形成吻合?

12. 全身的淋巴干共有几条?

五、案例分析题

1. 某患者因急性阑尾炎需静脉滴注抗生素。请用箭头表示抗生素从左头静脉注入,依次经何途径到达阑尾?

2. 某患者因右拇指感染需静脉滴注抗生素。若经头静脉注射药物,试分析药物经过哪种途径到达患处?

第八章　感觉器

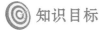 **知识目标**

（1）能说出眼球内容物的组成及功能。

（2）能说出眼球的形态、特点。

（3）能说出位置觉感受器和听觉感受器的位置和作用。

（4）能说出鼓室的位置和形态结构。

（5）知道耳、眼睛防治知识，能为个体、家庭、社区提供预防性保健指导。

（6）知道皮肤的基础理论知识，并能应用于相关临床实战中，能为个体、家庭、社区提供预防性保健指导。

 知识要点

一、视器

视器又称眼，由眼球和眼副器组成。

（一）眼球

眼球是具有屈光成像和将光的刺激转换为神经冲动的部分。

1. 眼球壁的层次及分部　眼球壁包括纤维膜、血管膜和视网膜。纤维膜由前向后分角膜和巩膜；血管膜由前向后分虹膜、睫状体、脉络膜。视网膜由前向后为盲部和视部。眼球壁的调节结构为虹膜、睫状体；营养结构为脉络膜、房水；感光结构为视网膜（包括节细胞、双节细胞、视锥细胞、视杆细胞）。

2. 眼球内容物　包括房水、晶状体、玻璃体。

3. 眼球屈光系统　由角膜、房水、晶状体、玻璃体构成。

4. 房水的产生、功能与循环途径

（1）房水的生成：由睫状体产生。

（2）房水的功能：①屈光作用；②对角膜、晶状体和玻璃体具有营养和物质代谢作用；③维持眼压。

（3）房水循环途径：睫状体产生房水—眼后房—瞳孔—眼前房—虹膜角膜角—巩膜静脉窦—眼静脉。

（三）眼副器

眼副器位于眼球周围或附近，包括眼睑、结膜、泪器、眼球外肌等结构，有保护、运动和支持眼球的作用。

二、前庭蜗器

前庭蜗器又称位听器或耳，按结构可分为外耳、中耳和内耳三部。内耳是接受声波和位觉刺激的感受器。外耳和中耳是传导声波的装置。

（一）外耳

（1）耳郭：收集声波。

（2）外耳道：包括软耳部和骨性部，呈"S"形弯曲，传导声波。

（3）鼓膜：在声波作用下产生振动。

（二）中耳

中耳位于外耳和内耳之间，包括鼓室、咽鼓管、乳突窦和乳突小房，为一含气的不规则腔道，大部分在颞骨岩部内。

鼓室：有6个壁，室内有3块听小骨（锤骨、砧骨和镫骨），传导声波的振动。

咽鼓管：可使鼓室内外气压保持平衡。

乳突窦和乳突小房：含气的小腔。

（三）内耳

内耳是前庭蜗器的主要部分，由骨迷路和膜迷路组成。

骨迷路：由骨半规管、前庭和耳蜗组成。

膜迷路：由膜半规管、椭圆囊、球囊和蜗管组成。

（四）声音的传导

声波传入内耳的途径有空气传导和骨传导，正常情况下以空气传导为主。

（五）内耳的血管

内耳的动脉主要来自基底动脉分出的迷路动脉，经内耳门沿前庭蜗神经入内耳，分支供应迷路。静脉归入横窦或岩下窦。

 目标检测

一、名词解释

1. 感受器

2. 房水

3. 视神经盘

4. 听骨链

5. 屈光系统

二、填空题

1. 视器由_____和_____两部分组成。

2. 眼球由_____和_____两部分组成。

3. 眼球壁由外向内依次为_____、_____、_____。

4. 眼球壁纤维膜由前向后分为_____、_____。

5. 眼球壁血管膜由前向后分为_____、_____、_____。

6. 虹膜内有两种排列方向不同的平滑肌是_____、_____。

7. 眼球内容物包括_____、_____、_____。

8. 视近物时,睫状肌_____,睫状小带_____,晶状体_____。

9. 视远物时,睫状肌_____,睫状小带_____,晶状体_____。

10. 眼副器包括_____、_____、_____、_____。

11. 泪器由_____和_____两部分组成。

12. 眼球外肌包括_____、_____、_____、_____、_____、_____。

13. 外耳包括_____、_____、_____。

14. 中耳包括_____、_____、_____。

15. 骨迷路包括_____、_____、_____。

16. 膜迷路包括_____、_____、_____。

17. 前庭蜗器包括_____、_____、_____。

18. 鼓膜的上 1/4 称_____,下 3/4 称_____,中心向内凹陷称_____。

19. 房水由_____产生,进入_____,经瞳孔至眼前房,又经_____进入巩膜静脉窦,借睫前静脉汇入眼上、下静脉。

20. 在临床上,_____可直接观察眼内血管。

21. 鼓室内有 3 块听小骨,由外向内依次的是_____、_____和_____组成。

22. 声波的传导途径有_____,分别是_____和_____传导。

23. 表皮是由_____构成。

24. 皮肤是由_____和_____构成,约占到体重的_____。

25. 皮肤的附属器包括_____、_____、_____和_____等。

26. _____遍布全身皮肤,以手掌、足底为最多。

27. 视细胞分为_____和_____。

28. 位觉感受器有_____、_____和_____,听觉感受器有_____。

29. 临床上皮内注射将是将药物注入_____,皮下注射是将药物注入_____。

三、选择题

(一)A1 型题(单句型最佳选择题)

1. 前庭蜗器包括(　　　)

A. 骨半规管、前庭和耳蜗　　　　　　　　　B. 鼓室、乳突小房和咽鼓管

C. 外耳、鼓室和内耳　　　　　　　　　　　D. 外耳、中耳和内耳

E. 外耳道、鼓膜和咽鼓管

2. 外耳道(　　　)

A. 外 2/3 由软骨构成　　　　　　　　　　　B. 内 2/3 由骨构成

C. 内 2/3 由软骨构成　　　　　　　　　　　D. 向内通内耳道

E. 皮肤与软骨膜结合疏松

3. 鼓室外侧壁的结构是(　　　)

A. 鼓膜　　　　　　B. 前庭膜　　　　　　C. 前庭窗　　　　　　D. 蜗孔　　　　　　E. 球囊

4. 下列关于鼓室的叙述,正确的是(　　　)

A. 为一个规则的含气性小腔　　　　　　　　B. 前壁为颈静脉壁

C. 后壁上有蜗窗　　　　　　　　　　　　　D. 内侧壁上有面神经凸

E. 下壁为颈动脉壁

5. 下列位于鼓室内的结构是(　　　)

A. 球囊　　　　　　B. 面神经　　　　　　C. 听小骨　　　　　　D. 半规管　　　　　　E. 螺旋器

6. 在鼓室前壁上有(　　　)

A. 咽鼓管的鼓室口　　　　　　　　　　　　B. 乳突窦的入口

C. 鼓室上隐窝　　　　　　　　　　　　　　D. 乳突窦开口

E. 咽鼓管的开口

7. 在鼓室后壁上有(　　　)

A. 鼓室盖　　　　　B. 面神经管凸　　　C. 鼓室上隐窝　　　D. 乳突窦开口　　　E. 咽鼓管的开口

8. 小儿咽鼓管的特点为(　　　)

A. 较粗短平直　　　B. 较细短　　　　　C. 较细长　　　　　D. 较粗长　　　　　E. 腔较小

9. 与鼓室相通的管道为(　　　)

A. 外耳道　　　　　B. 内耳道　　　　　C. 咽鼓管　　　　　D. 蜗管　　　　　　E. 骨半规管

10. 下列说法正确的是(　　　)

A. 前庭阶、鼓阶内都充满了外淋巴　　　　　B. 前庭阶与鼓阶内的淋巴互不相通

C. 3 个骨半规管通过 5 个孔开口于前庭前壁　D. 前、后骨半规管的壶腹骨脚合成一个总脚

E. 耳蜗连于前庭的后壁

11. 前庭阶与鼓阶相通处为(　　　)

A. 蜗窗　　　　　　B. 前庭窗　　　　　C. 连合管　　　　　D. 蜗孔　　　　　　E. 乳突窦

12. 听觉感受器位于(　　　)

A. 前庭膜　　　　　　　　　　　　　　　　B. 基底膜上的螺旋器

C. 椭圆囊斑　　　　　　　　　　　　　　　D. 壶腹嵴

E. 球囊斑

13. 下列属于眼球壁结构的是(　　　)

A. 上直肌　　　　　B. 虹膜　　　　　　C. 泪腺　　　　　　D. 结膜　　　　　　E. 眼睑

14. 眼球壁由外向内依次为（　　）

    A. 纤维膜、视网膜、血管膜　　　　　　　　B. 血管膜、视网膜、纤维膜

    C. 血管膜、纤维膜、视网膜　　　　　　　　D. 纤维膜、血管膜、视网膜

    E. 视网膜、血管膜、纤维膜

15. 下列属于眼球壁血管膜的是（　　）

    A. 睫状体　　　　B. 晶状体　　　　C. 角膜　　　　D. 巩膜　　　　E. 结膜

16. 下列属于眼球壁的是（　　）

    A. 玻璃体　　　　B. 晶状体　　　　C. 睫状体　　　　D. 结膜　　　　E. 眼睑

17. 视网膜由前向后分为（　　）

    A. 睫状体部、虹膜部、视部　　　　　　　　B. 视部、虹膜部、睫状体部

    C. 睫状体部、视部、虹膜部　　　　　　　　D. 视部、睫状体部、虹膜部

    E. 盲部、视部

18. 视网膜视部组织结构的内层神经细胞层由外向内依次为（　　）

    A. 感光细胞、双极细胞、节细胞　　　　　　B. 神经节细胞、双极细胞、感光细胞

    C. 双极细胞、神经节细胞、感光细胞　　　　D. 双极细胞、感光细胞、神经节细胞

    E. 神经节细胞、感光细胞、双极细胞

19. 下列属于眼球内容物的是（　　）

    A. 房水　　　　B. 瞳孔括约肌　　C. 上直肌　　　　D. 泪囊　　　　E. 虹膜

20. 产生眼房水的器官是（　　）

    A. 玻璃体　　　　B. 晶状体　　　　C. 睫状体　　　　D. 虹膜　　　　E. 泪腺

21. 下列与眼前房位相邻的结构是（　　）

    A. 虹膜与角膜　　　　　　　　　　　　　　B. 角膜与结膜

    C. 虹膜与晶状体　　　　　　　　　　　　　D. 角膜与晶状体

    E. 睫状体与虹膜

22. 下列与眼后房相邻的结构是（　　）

    A. 虹膜与玻璃体　　　　　　　　　　　　　B. 晶状体与玻璃体

    C. 虹膜与角膜　　　　　　　　　　　　　　D. 虹膜与晶状体

    E. 角膜与晶状体

23. 与眼球屈光作用无关的结构是（　　）

    A. 角膜　　　　B. 瞳孔　　　　C. 房水　　　　D. 晶状体　　　　E. 玻璃体

24. 视近物时（　　）

    A. 睫状肌舒张，晶状体变厚　　　　　　　　B. 睫状肌收缩，睫状小带拉紧

    C. 睫状小带拉紧，晶状体变薄　　　　　　　D. 睫状小带拉紧，晶状体变厚

    E. 睫状肌收缩，晶状体变厚

25. 视远物时（　　）

    A. 睫状小带拉紧，晶状体变厚　　　　　　　B. 睫状肌收缩，晶状体变薄

    C. 睫状肌舒张，睫状小带放松　　　　　　　D. 睫状小带拉紧，晶状体变薄

E. 睫状肌舒张,晶状体变厚

26. 下列属于眼副器的是(　　　)
　　A. 虹膜　　　　　B. 角膜　　　　　C. 结膜　　　　　D. 脉络膜　　　　　E. 睫状体

27. 下列属于眼副器的是(　　　)
　　A. 玻璃体　　　　B. 晶状体　　　　C. 睫状体　　　　D. 虹膜　　　　　E. 眼睑

28. 使瞳孔转向内上方的肌是(　　　)
　　A. 上直肌　　　　B. 下直肌　　　　C. 上斜肌　　　　D. 下斜肌　　　　E. 内直肌

29. 使瞳孔转向外上方的肌是(　　　)
　　A. 上直肌　　　　B. 下直肌　　　　C. 上斜肌　　　　D. 下斜肌　　　　E. 外直肌

30. 听小骨链排列顺序由外向内为(　　　)
　　A. 砧骨、锤骨、镫骨　　　　　　　　　　　　　B. 镫骨、锤骨、砧骨
　　C. 镫骨、砧骨、锤骨　　　　　　　　　　　　　D. 砧骨、镫骨、锤骨
　　E. 锤骨、砧骨、镫骨

31. 能感受直线变速运动刺激的是(　　　)
　　A. 椭圆囊斑　　　B. 壶腹嵴　　　C. 前庭　　　　D. 螺旋器　　　　E. 蜗管

32. 能感受旋转变速运动刺激的是(　　　)
　　A. 蜗管　　　　　B. 螺旋器　　　C. 前庭　　　　D. 椭圆囊斑　　　　E. 壶腹嵴

33. 下列属于听觉感受器的是(　　　)
　　A. 蜗管　　　　　B. 螺旋器　　　C. 前庭　　　　D. 椭圆囊斑　　　　E. 壶腹嵴

34. 下列不属于眼球壁结构的是(　　　)
　　A. 睫状体　　　　B. 角膜　　　　C. 巩膜　　　　D. 结膜　　　　　E. 脉络膜

35. 下列不属于眼副器结构的是(　　　)
　　A. 结膜　　　　　B. 角膜　　　　C. 泪腺　　　　D. 眼睑　　　　　E. 眼球外肌

36. 下列不属于眼副器结构的是(　　　)
　　A. 鼻泪管　　　　B. 上睑提肌　　C. 泪囊　　　　D. 瞳孔开大肌　　　E. 上斜肌

37. 下列不属于中耳组成部分的是(　　　)
　　A. 鼓室　　　　　B. 咽鼓管　　　C. 听小骨　　　D. 乳突窦　　　　E. 乳突小房

38. 下列不属于内耳感受器的是(　　　)
　　A. 椭圆囊　　　　B. 蜗管　　　　C. 球囊　　　　D. 耳蜗　　　　　E. 膜半规管

39. 人体内最小的骨是(　　　)
　　A. 泪骨　　　　　B. 锤骨　　　　C. 砧骨　　　　D. 镫骨　　　　　E. 下鼻甲

40. 感光、辨色最敏锐的部位是(　　　)
　　A. 视神经盘　　　B. 盲点　　　　C. 黄斑　　　　D. 黄斑的中央凹陷　E. 黄斑周围

41. 下列关于房水的叙述,错误的是(　　　)
　　A. 由睫状体产生　　　　　　　　　　　　　　B. 由眼前房经瞳孔到眼后房
　　C. 经虹膜角膜角渗入巩膜静脉窦　　　　　　　D. 可营养眼球和维持眼压

E. 具有折光作用

42. 下列关于泪器的叙述,正确的是( )

A. 泪腺位于泪囊窝内 B. 泪小管由泪腺发出

C. 鼻泪管开口于下鼻道 D. 泪小管开中于结膜上穹

E. 泪点向内通往鼻泪管

43. 声波从外耳道传到内耳,其经过顺序是( )

A. 鼓膜—锤骨—镫骨—砧骨—耳蜗

B. 鼓膜—锤骨—砧骨—耳蜗

C. 鼓膜—镫骨—锤骨—砧骨—耳蜗

D. 鼓膜—锤骨—砧骨—镫骨—前庭窗—耳蜗

E. 鼓膜—锤骨—砧骨—镫骨—半规管—耳蜗

44. 听觉感受器是( )

A. 壶腹嵴 B. 螺旋器 C. 球囊斑 D. 椭圆囊斑 E. 毛细胞

45. 下列关于鼓室的叙述,正确的是( )

A. 外侧壁是鼓室盖 B. 内侧壁是耳蜗

C. 壁内有黏膜覆盖 D. 经前庭窗通内耳

E. 借内耳门通颅腔

(二)A2 型题(病例摘要型最佳选择题)

46. 下列关于鼓膜的叙述,错误的是( )

A. 位于鼓室与外耳道之间 B. 垂直位于外耳道

C. 为鼓室的外侧壁 D. 在中心的前下方有一反光区

E. 其上方 1/4 部薄而松弛

47. 下列不属于中耳的结构是( )

A. 乳突窦 B. 茎乳孔 C. 乳突小房 D. 听小骨 E. 鼓膜

48. 下列有关听小骨链的说法,错误的是( )

A. 一端附着于鼓膜,另一端封闭前庭窗 B. 连接顺序为锤骨、砧骨、镫骨

C. 镫骨底借韧带连于前庭窗的边缘 D. 将声波的振动传入内耳

E. 传导声波过程中略有衰减

49. 下列关于鼓室壁的叙述,错误的是( )

A. 上壁为鼓室盖,分隔鼓室与颅中窝 B. 下壁为颈动脉管的上壁

C. 前壁为颈动脉壁,壁上有咽鼓管与鼻咽相通 D. 后壁为乳突窦壁

E. 外侧壁主要为鼓膜所占有

50. 下列有关鼓室的叙述,错误的是( )

A. 顶部借鼓室盖与颅中窝相隔 B. 下壁为颈动脉管的上壁

C. 前壁为颈动脉壁 D. 鼓室与外界相通

E. 鼓膜张肌由三叉神经支配

（三）B 型题（配伍选择题）

（51～53 题共用备选答案）

    A. 瞳孔   B. 角膜   C. 眼房   D. 结膜   E. 巩膜静脉窦

51. 与房水回流有关的是（   ）

52. 具有屈光作用的是（   ）

53. 富有血管的黏膜是（   ）

（54～56 题共用备选答案）

    A. 脉络膜   B. 中央凹   C. 巩膜   D. 视神经盘   E. 神经节细胞

54. 视网膜上的盲点是（   ）

55. 视网膜上感光最敏锐的部分是（   ）

56. 眼球纤维膜包括（   ）

（57～60 题共用备选答案）

    A. 蜗管   B. 鼓膜   C. 螺旋器   D. 前庭窗   E. 前庭

57. 听觉感受器是（   ）

58. 膜迷路包括（   ）

59. 迷路壁上有（   ）

60. 鼓室的外侧壁是（   ）

（61～63 题共用备选答案）

    A. 眼球   B. 脉络膜   C. 眼房   D. 角膜   E. 视网膜

61. 房水位于（   ）

62. 眼球血管膜包括（   ）

63. 贴附于血管膜内面的是（   ）

（64～65 题共用备选答案）

    A. 虹膜   B. 角膜   C. 晶状体   D. 睫状体   E. 瞳孔

64. 眼球纤维膜包括（   ）

65. 眼球内容物包括（   ）

（四）X 型题（多项选择题）

66. 下列属于眼球壁结构的是（   ）

    A. 脉络膜   B. 视网膜   C. 结膜   D. 巩膜   E. 睫状体

67. 下列属于眼球壁纤维膜的是（   ）

    A. 结膜   B. 巩膜   C. 眼睑   D. 角膜   E. 脉络膜

68. 下列属于眼球壁血管膜的是（   ）

    A. 睫状体   B. 虹膜   C. 结膜   D. 巩膜   E. 脉络膜

69. 下列属于眼球内容物的是（   ）

    A. 眼睑   B. 泪器   C. 房水   D. 晶状体   E. 玻璃体

70. 下列属于眼副器的是（   ）

    A. 结膜   B. 眼睑   C. 泪器   D. 巩膜   E. 角膜

71. 下列属于内耳感受器的是（   ）

  A. 前庭   B. 膜半规管   C. 椭圆囊斑   D. 壶腹嵴   E. 螺旋器

72. 能感受直线变速运动的感受器是( )
  A. 椭圆囊斑   B. 球囊斑   C. 壶腹嵴   D. 前庭   E. 螺旋器

73. 与眼房水有关的是( )
  A. 角膜   B. 晶状体   C. 睫状体   D. 巩膜静脉窦 E. 结膜

74. 下列属于眼球骨骼肌的是( )
  A. 睫状肌   B. 瞳孔开大肌 C. 上睑提肌   D. 上直肌   E. 下斜肌

75. 下列属于膜迷路的是( )
  A. 耳蜗   B. 壶腹嵴   C. 蜗管   D. 球囊   E. 前庭

76. 下列属于骨迷路的是( )
  A. 前庭   B. 骨半规管 C. 耳蜗   D. 蜗管   E. 壶腹嵴

77. 眼副器包括( )
  A. 泪器   B. 结膜   C. 眼睑   D. 眼球外肌 E. 房水

78. 眼球外肌包括( )
  A. 眼轮匝肌   B. 睫状肌   C. 上直肌   D. 上睑提肌 E. 外直肌

79. 结膜的分部包括( )
  A. 球结膜   B. 睑结膜   C. 结膜囊   D. 结膜上穹 E. 结膜下穹

80. 泪器包括( )
  A. 泪腺   B. 鼻泪管   C. 泪小管   D. 泪液   E. 泪囊

81. 眼睑有( )
  A. 皮下组织   B. 睑结膜   C. 球结膜   D. 睑板   E. 眼轮匝肌

82. 下列有关外耳道的叙述,正确的是( )
  A. 为一弯曲的管道   B. 外侧 1/3 为软骨部,内侧 2/3 为骨部
  C. 成人外耳道长约 5cm   D. 观察成人鼓膜时,须将耳郭向后上方
  牵拉
  E. 外耳道的皮肤与骨膜、软骨膜结合疏松

83. 下列有关鼓膜的叙述,正确的是( )
  A. 位于外耳道的底部   B. 与外耳道下壁呈 45°角倾斜
  C. 鼓膜后下部有光锥   D. 鼓膜上 1/4 部为松弛部
  E. 鼓膜的中央略向外凹陷,称鼓膜脐

84. 下列有关鼓室各壁的叙述,正确的是( )
  A. 外侧壁有鼓膜   B. 上壁是鼓室盖
  C. 后壁通向乳突窦   D. 下壁邻近颈内静脉起始部
  E. 内侧壁上有前庭窗和蜗窗

85. 下列关于咽鼓管的叙述,错误的是( )
  A. 是连通鼓室与鼻咽部的通道   B. 是中耳的一部分
  C. 通常处于开放状态   D. 管壁的黏膜与鼓室的黏膜不相延续

E. 可维持鼓膜内、外压力的平衡

四、简答题

1. 简述房水的产生、循环途径及其功能。

2. 光线需经过哪些结构才能成像于视网膜上？

3. 简述视近物时晶状体的调节。

4. 描述鼓室的位置、各壁的名称和结构。

5. 写出声波传向内耳的途径。

五、案例分析题

某幼儿，一周前感冒，近二日哭闹不停、高热、不肯摄食。检查发现：体温40℃，咽红、扁桃体中度肿大，外耳道有脓性分泌物流出，按压乳突部，疼痛加剧。请问：该幼儿可能患何种疾病？诊断依据是什么？

第九章　神经系统

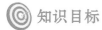 **知识目标**

（1）识记神经系统的常用术语，脊髓的位置、形态结构及功能，脑的位置、分部、各脑的结构和功能。

（2）会口述脑和脊髓的被膜层次、间隙，以及脑和脊髓的重要血供来源。

（3）能理解神经系统的组成、区分、神经传导通路。

 知识要点

一、神经系统概述

（一）神经系统的区分

1. 按位置和功能　可分为中枢神经系统和周围神经系统。

（1）中枢神经系统：包括脑和脊髓。脑位于颅腔内，脊髓位于椎管内，两者在枕骨大孔处相连续。

（2）周围神经系统：包括与脑相连的 12 对脑神经和与脊髓相连的 31 对脊神经。

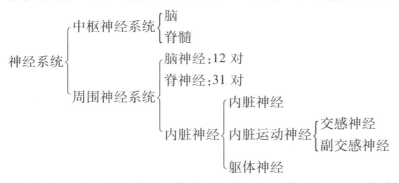

2. 按分布的对象　可分为躯体神经系统和自主神经系统（内脏神经系统）。

（1）躯体神经系统：主要分布于皮肤和运动器（骨、骨连结、骨骼肌），管理皮肤的感觉和运动器的运动及感觉。可分为躯体运动神经和躯体感觉神经。

①躯体运动（传出）神经由中枢发出神经，分布于骨骼肌，管理骨骼肌的随意运动，骨骼肌为效应器。

②躯体感觉（传入）神经分布于皮肤和运动器的感受器，管理它们的感觉。感受器接受周围的感觉冲动后，沿传入神经由周围传至中枢。

（2）自主神经系统：又称内脏神经，主要分布于内脏、心血管和腺体，管理它们的感觉和运动，可分为内脏运动神经和内脏感觉神经。

①内脏运动神经可支配平滑肌、心肌和腺体的内脏运动神经，根据功能不同又可分为交感神经和副交感神经。

②内脏感觉神经分布于内脏，管理内脏的感觉。

(二)神经系统的活动方式

(1)反射的概念:神经系统对内、外环境的刺激所作出的反应称反射。

(2)反射的结构基础是反射弧。

(3)反射弧的结构包括:感受器 — 传入神经(感觉)— 中枢 — 传出神经(运动)— 效应器。

(三)神经系统的常用术语

灰质:在中枢神经系统内,神经元的胞体及树突聚集的部位,外观色泽灰暗。

皮质:神经元的胞体和树突聚集在大脑和小脑表面者。

白质:中枢神经系统内,神经元轴突聚集的部位,外观色泽苍白。

神经核:功能相同的神经元的胞体和树突聚集在一起,在中枢神经系统内。

神经节:功能相同的神经元的胞体和树突聚集在一起,在周围神经系统内。

神经:神经元的突起聚集成束,在周围部称神经。

纤维束:神经元的突起聚集成束,在中枢部称神经束。

二、中枢神经系统

(一)脊髓

1.位置 位于椎管内。上端连延髓,成人下端平第 1 腰椎体下缘,幼儿下端平第 3 腰椎体下缘。

2.形态 为前后略扁的圆柱状结构,有上、下两个膨大(颈膨大和腰骶膨大),表面有 6 条沟(前正中裂 1 条、后正中沟 1 条、前外侧沟 2 条、后外侧沟 2 条)。

3.结构 横断面中间为"H"形的灰质,其中心有贯穿脊髓全长的中央管。外周为上、下行纤维束。灰质有 3 对角(前角、侧角、后角),白质有 3 对索(前索、侧索、后索)。

4.功能 传导、反射。

(二)脑

1.组成 大脑(端脑)、间脑、小脑、脑干(中脑、脑桥、延髓)。

2.各脑的位置、形态、结构及功能

(1)脑干:位于颅后窝,大脑的下面,小脑的前面。由上向下依次为中脑、脑桥、延髓三部分。具有传导、反射、网状功能。

(2)小脑:位于颅后窝,脑干的后面,可分为三个功能区。①古小脑:维持机体平衡;②旧小脑:保持机体的肌张力;③新小脑:协调肌肉运动,产生精细动作。

(3)间脑:位于端脑与脑干之间。由上丘脑、下丘脑、背侧丘脑、后丘脑和底丘脑五部分组成。其间有室间孔和第三脑室相通。

(4)端脑:位于颅盖骨的下面,呈半球形,由左、右大脑半球组成。每侧大脑半球分为:三沟(中央沟、顶枕沟、外侧沟),三面(内侧面、外侧面、底面),五叶(额叶、顶叶、颞叶、枕叶、岛叶)。可根据皮质功能定位,分为躯体感觉区、运动区;内脏感觉区运动区。

(三)脑的被膜

1.硬脑膜 不仅呈套状包被脑,而且形成若干板状突起,伸入各脑部之间,使脑不致移位而更好地得到保护。这些由硬脑膜形成的特殊结构为大脑镰、小脑幕和硬脑膜窦。其中硬脑膜窦由分开的两层硬脑膜衬以内皮细胞构成,主要的硬脑膜窦有上矢状窦、下矢状窦、直窦、横窦、乙状窦和海绵窦。

2.蛛网膜

3.软脑膜

(四)脊髓的被膜

1.硬脊膜 厚而坚韧,是脊髓被膜的最外层。其与椎管内壁之间的间隙称硬膜外隙,是临床上硬膜外麻醉药物的注入部位。

2. **脊髓蛛网膜**　薄而透明,无血管和神经,与硬脊膜间有硬膜下腔;与软脊膜间有蛛网膜下隙,该间隙在平第 3 ~ 5 腰椎处稍扩大,称终池,是临床上脑脊液穿刺、抽取的部位。

3. **软脊膜**　薄而富有血管,紧贴脑的表面并深入其沟裂中,对脑的营养起重要作用。

（五）脑脊液及其循环

1. **脑脊液**　是充满于脑室和蛛网膜下隙内的无色透明液体,成人总量约 150mL,它处于不断地产生、循环和回流的平衡状态。内含无机盐、葡萄糖和少量蛋白,细胞很少,主要为单核细胞和淋巴细胞。

2. **脑脊液功能**　相当于外周组织中的淋巴,对中枢神经系统起缓冲、保护、营养、运输代谢产物以及维持正常颅内压的作用。

3. **脑脊液循环途径**　侧脑室脉络丛—左、右侧脑室—室间孔—第三脑室—中脑水管—第四脑室—第四脑室正中孔和左、右外侧孔—蛛网膜下隙—蛛网膜粒—上矢状窦—乙状窦—颈内静脉—头臂静脉—上腔静脉—右心房。

（六）脑的血管

1. **颈内动脉**　起自颈总动脉,自颈部向上至颅底,经颞骨岩部的颈动脉管进入颅内。

2. **大脑动脉环(Willis 环)**　在脑的下面,由前交通动脉、大脑前动脉、颈内动脉、后交通动脉和大脑后动脉彼此吻合而成。当脑动脉阻断时,可通过血液重新分配,维持脑的血供。

3. **椎动脉**　起自锁骨下动脉,经枕骨大孔入颅后合并成基底动脉,最后形成两条大脑后动脉。

三、周围神经系统

（一）脊神经

脊神经共 31 对,每对均为混合神经,包含有躯体感觉纤维、躯体运动纤维、内脏感觉纤维、内脏运动纤维。

1. **脊神经前支(除胸神经前支外) 的分丛**

(1)颈丛:由第 1 ~ 4 颈神经前支和第 5 颈神经前支的一部分构成,位于胸锁乳突肌上部的深面,中斜角肌和肩胛提肌起始处的前方,分皮支和膈神经。

皮支:主要分支有枕小神经、耳大神经、颈横神经、锁骨上神经。

膈神经:是颈丛中最重要的分支。

(2)臂丛:由第 5 ~ 8 颈神经的前支和第 1 胸神经的前支的大部分纤维组成。分为腋神经、肌皮神经、正中神经、尺神经和桡神经。

①正中神经:发自臂丛后,沿肱二头肌内侧缘伴肱动脉下行至肘窝,在前臂前面经指浅屈肌、指深屈肌之间下行穿腕管行于手掌。

肌支支配:鱼际,第 1、2 蚓状肌。

皮支支配:手掌桡侧 2/3 皮肤、桡侧 3 个半指掌面及中、远节指侧面皮肤。若受损伤可致"猿手"征。

②尺神经:发自臂丛后,伴肱动脉内侧下行至臂中部,再向内下穿尺神经沟至前臂,在尺侧腕屈肌和指深屈肌尺侧前行至手。手背支分布于手背尺侧半和尺侧 2 个半指背皮肤。手掌支分布于手掌尺侧1/3,尺侧 1 个半指掌面皮肤及小鱼际,拇手肌,第 3、4 蚓状肌。如果出现损伤,可致"爪形手"手征。

③桡神经:发自臂丛后,伴肱动脉走行于肱三头肌与内侧头之间,经桡神经沟向外至肱骨外上髁上方穿肱桡肌与肱肌之间前行至手。浅支支配手背桡侧半和桡侧 2 个半手指近节背面皮肤;深支支配肱桡肌和前臂肌后群。如果出现损伤,可致"垂腕"征。

(3)胸神经:略。

(4)腰丛:由第 12 胸神经前支的一部分、第 1 ~ 3 腰神经前支、第 4 腰神经前支的一部分。其分支有髂腹下神经、生殖股神经、股神经和闭孔神经。

（5）骶丛：由第4腰神经前支的一部分和第5腰神经前支合成，是全身最大的脊神经丛。主要分支有臀上神经、臀下神经、阴部神经和坐骨神经。

坐骨神经：是全身最粗大的神经，起于骶丛后，穿梨状肌下孔出骨盆后行于臀大肌深面，后经股骨大转子和坐骨结节间的中点下降，穿股二头肌的深面至腘窝上角处分胫神经和腓总神经，分别行于小腿前、后及足背和足底。

（二）脑神经

脑神经共12对，含有多种纤维成分，如感觉性神经纤维、运动性神经纤维、混合性神经纤维。

感觉性神经：嗅神经、视神经、前庭蜗神经。

运动性神经：动眼神经、滑车神经、展神经、副神经、舌下神经。

混合性神经：三叉神经、面神经、舌咽神经、迷走神经。

1. 三叉神经

（1）性质：混合性神经。

（2）分支：眼神经、上颌神经、下颌神经。

2. 面神经

（1）性质：为含有3种神经纤维成分的混合神经。

（2）走行：自延髓脑桥沟外侧部出脑后，经内耳门入内耳道，穿内耳道底部进入面神经管，再经茎乳孔出颅，前穿腮腺达面部。

（3）颅外分支：颞支、颧支、颊支、下颌缘支、颈支。

3. 迷走神经

（1）性质：含有3种神经纤维成分的混合神经。

（2）走行：起于迷走神经背侧核。

（3）分布：颈部、胸部、腹部多种脏器，控制平滑肌、心肌和腺体的活动。

（4）分支：喉上神经、喉返神经、胃后支、腹腔支、食管支、支气管支等。其中喉返神经有左右两支。左喉返神经绕主动脉弓，返回至颈部；右喉返神经绕右锁骨下动脉，返回至颈部。

（三）传导通路

1. 内脏神经：主要分布于内脏、心血管和腺体上。

（1）特点及分支：其传出纤维不受意识的控制，称自主神经，又可将支分为交感神经和副交感神经。

（2）交感神经、副交感神经对比区别见下表。

项目	交感神经	副交感神经
低级中枢	脊髓胸1节段至腰2节段	脑干副交感核、骶2～骶4节段
周围神经节	椎旁节和椎前节	器官旁节、内节
节前、后纤维	节前纤维短，节后纤维长	节前纤维长，节后纤维短
分布范围	全身血管、平滑肌、腺体、瞳孔开大肌等处	部分内脏平滑肌、心肌、腺体、瞳孔括约肌等处

2. 感觉传导通路

（1）躯干、四肢的深感觉。

第一级神经元：于脊神经节内。

第二级神经元：在延髓的薄束、楔束核内。

第三级神经元：位于背侧丘脑腹后外侧核内。

（2）躯干、四肢的浅感觉。

躯干、四肢的皮肤感受到刺激—传入神经（感觉纤维）—脊神经后根—脊髓后角的固有核的上行—脊髓丘脑侧束—脊髓丘脑束—背侧丘脑腹后外侧核—丘脑皮质束（丘脑中央辐射）—内囊后肢—中央后回及中央旁小叶的后部（产生感觉）。

（3）视觉传导通路。

视网膜的视锥细胞和视杆细胞为感光细胞—双极细胞—神经节细胞—节细胞的轴突在神经盘处集合形成视神经—经视神经管入颅腔视交叉—视束—外侧膝状体细胞—视辐射（经内囊后脚）—枕叶距状沟上、下的皮质—视觉中枢—产生视觉。

（4）运动传导通路

锥体细胞（大脑皮质内）—下行传导纤维束（运动纤维）—皮质脊髓束—内囊后肢—锥体交叉—皮质脊髓侧—前角运动神经元—脊神经前根—运动神经—躯干、四肢骨骼肌（产生运动）。

 目标检测

一、名词解释

1. 灰质

2. 白质

3. 皮质

4. 神经核

5. 网状结构

6. 突触

7. 硬膜外隙

8. 内囊

9. 大脑动脉环

10."三偏"综合征

二、填空题

1. 人体结构和功能最复杂的系统是_____。

2. 神经系统分为_____和_____两部分。

3. 中枢神经系统包括_____和_____。

4. 周围神经系统包括_____和_____。

5. 神经组织由_____和_____构成。

6. 神经元按突起的数目的不同可分为_____、_____和_____。

7. 神经元按功能的不同可分为_____、_____和_____。

8. 神经元由_____和_____两部分组成。

9. 脊髓位于_____内,上端在_____处于延髓相续,成人下端平_____,新生儿约平_____。

10. 脊神经共有_____对,分为_____丛。其中,颈神经_____对,胸神经_____对。

11. 颈丛由_____的前支组成,皮支在_____附近穿出至浅筋膜内。

12. 支配三角肌的神经是_____,该神经损伤可致三角肌萎缩和功能下降。

13. 臂丛由_____组成,自_____穿出,行于锁骨下动脉的后上方。

14. 坐骨神经自_____出骨盆,在臀大肌的深面下行,经_____与坐结节之间下降到达股后。

15. 支配小腿三头肌的神经是_____,支配小腿外侧群肌的神经是_____。

16. 胸神经前支的皮支在胸、腹部呈明显的节段分布,胸骨角平面平_____,乳头面平_____,肚脐平面平_____。

17. 脑干包括_____、_____和_____三部分。

18. 每侧大脑半球由_____、_____、_____分为五叶。

19. 内囊位于_____、_____与_____之间。

20. 脑和脊髓的被膜由外向内分为_____、_____、_____三层。

21. 软脊膜与蛛网膜之间的间隙称_____,内含_____。

22. 脑的动脉来源于_____和_____。

23. 脊髓的动脉来源于_____、_____。

24. 膈神经为混合神经,其运动纤维支配_____。

25. 走行于尺神经沟和桡神经沟内的神经分别为_____和_____。

26.全身最粗大的神经为_____。

27.三叉神经为混合神经,其三叉指的是_____、_____和_____。

28.脑神经中行程最长的是_____。

29.脑脊液为透明无色的液体,由_____产生,成人总量约为_____mL。

30.小脑位于_____,根据小脑的发生、功能和纤维联系将小脑分为三叶,即_____、_____和_____。

31.小脑半球下面近枕骨大孔处膨出的部分称_____。当颅内压增高时,小脑扁桃体可嵌入枕骨大孔压迫延髓,危及生命,此症称_____。

32.间脑包括_____、_____、_____、_____和_____五部分。

33.间脑中,_____是内脏活动的高级中枢。

34.第三脑室前方借_____与两侧大脑半球内的侧脑室相通,后方与中脑水管相通。

35.左侧大脑半球被认为是语言区的"_____"。临床证明,90%以上的失语症都是左侧大脑半球损伤的结果。

36.说话中枢(运动性语言中枢)位于_____,阅读中枢(视觉性语言中枢)位于_____。

37._____起自锁骨下动脉,向上依次穿过第6至第1颈椎横突孔,经枕骨大孔进入颅内。

38._____是基底动脉的终支,行向颞叶的下面,枕叶的内侧面。

39.脊神经为混合神经,其_____为运动性纤维,_____为感觉性纤维。

三、选择题

(一) A1 型题(单句型最佳选择题)

1.神经系统分为两部分,是指(　　)

  A.脑神经和脊神经　　　　　　　　　　B.中枢神经系统和周围神经系统

  C.躯体神经和内脏神经　　　　　　　　D.交感神经和副交感神经

  E.脑和脊髓

2.中枢神经系统包括(　　)

  A.脑神经和脊神经　　　　　　　　　　B.脊髓和脊神经

  C.脑和脑神经　　　　　　　　　　　　D.脑和周围神经

  E.脑和脊髓

3.神经节由神经元的胞体聚集而成,通常位于(　　)

  A.中枢神经系统内

  B.周围神经系统内

  C.有的在中枢神经系统内,有的在周围神经系统内

  D.只存在于肢体神经的周围

  E.只存在于内脏神经的周围

4.新生儿脊髓的下端平对(　　)

  A.第1骶椎水平　　　　　　　　　　　B.第5腰椎下缘水平

C.第 4 腰椎下缘水平　　　　　　　　　　　　D.第 3 腰椎下缘水平

E.第 1 腰椎下缘水平

5.下列神经中属于颈丛分支的是(　　　)

A.迷走神经　　　B.耳大神经　　　C.腋神经　　　D.桡神经　　　E.副神经

6.下列有关膈神经的叙述,正确的是(　　　)

A.发自臂丛　　　　　　　　　　　　　　　B.经肺根前方,纵隔胸膜与心包之间下行至膈

C.运动纤维发自胸 2~5 节前角　　　　　　D.感觉纤维来源胸 2~5 脊神经节细胞

E.运动纤维分部至心包

7.下列有关臂丛的组成,正确的是(　　　)

A.由全部经神经前支交织而成

B.由第 5~8 颈神经和第 1 胸神经组成

C.由第 5~8 颈神经前支和第 1 胸神经前支的大部分组成

D.由第 5~8 颈神经前根和第 1 胸神经前根的一部分组成

E.由内侧束、外侧束和后侧交织而成

8.下列属于臂丛外侧束发出的神经是(　　　)

A.尺神经　　　B.正中神经　　　C.桡神经　　　D.肌皮神经　　　E.腋神经

9.下列神经损伤后可出现"垂腕"征的是(　　　)

A.尺神经　　　B.正中神经　　　C.桡神经　　　D.腋神经　　　E.肌皮神经

10.下列神经损伤后会出现"猿手"畸形的是(　　　)

A.尺神经　　　　　　　　　　　　　　　B.正中神经

C.桡神经　　　　　　　　　　　　　　　D.正中神经与尺神经

E.尺神经与桡神经

11.下列神经受损后可导致臂不能外展的是(　　　)

A.正中神经　　　B.桡神经浅支　　　C.尺神经　　　D.桡神经深支　　　E.腋神经

12.腓浅神经支配(　　　)

A.小腿三头肌　　　　　　　　　　　　　B.小腿肌前群

C.小腿肌后群　　　　　　　　　　　　　D.腓骨长、短肌

E.足底肌

13.下列神经受损后可导致足下垂并略内翻畸形的是(　　　)

A.腓总神经　　　B.腓浅神经　　　C.腓深神经　　　D.胫神经　　　E.股神经

14.支配小腿三头肌的神经是(　　　)

A.腓浅神经　　　B.腓深神经　　　C.腓总神经　　　D.胫神经　　　E.隐神经

15.腓总神经损伤可出现(　　　)

A.足内翻位,钩状足　　　　　　　　　　B.足外翻位,钩状足

C.足内翻位,足下垂　　　　　　　　　　D.足外翻位,足下垂

E.以上均不对

16.中央后回位于(　　　)

A. 顶叶　　　　　B. 枕叶　　　　　C. 颞叶　　　　　D. 额叶　　　　　E. 岛叶

17. 颞上回后部是(　　　)

    A. 躯体运动中枢　　　　　　　　　　　　　B. 听觉中枢

    C. 视觉中枢　　　　　　　　　　　　　　　D. 听觉性语言中枢

    E. 运动性语言中枢

18. 滑车神经支配(　　　)

    A. 上斜肌　　　　B. 内直肌　　　　C. 外直肌　　　　D. 上直肌　　　　E. 下直肌

19. 面神经损伤的主要表现是(　　　)

    A. 面肌瘫痪,额纹消失,眼睑不能闭合,口角歪向健侧

    B. 口角歪向患侧　　　　　　　　　　　　　C. 眼睛斜视

    D. 眩晕　　　　　　　　　　　　　　　　　E. 听觉障碍

20. 三叉神经的发出部位是(　　　)

    A. 中脑　　　　B. 小脑　　　　C. 背侧丘脑　　　　D. 延髓　　　　E. 脑桥

21. 下列关于硬膜外隙的叙述,正确的是(　　　)

    A. 在硬膜与蛛网膜之间　　　　　　　　　B. 蛛网膜与软膜之间

    C. 在硬脊膜与椎骨骨膜之间　　　　　　　D. 在硬脑膜与骨膜之间

    E. 在软膜与脊髓之间

22. 下列关于蛛网膜下隙的叙述,正确的是(　　　)

    A. 在硬膜与蛛网膜之间　　　　　　　　　B. 在蛛网膜与软膜之间

    C. 在硬膜与骨膜之间　　　　　　　　　　D. 在蛛网膜与椎管骨膜之间

    E. 在软膜与脑之间

23. 脑脊液主要由(　　　)

    A. 各脑室内的脉络丛产生　　　　　　　　B. 第三脑室脉络丛产生

    C. 第四脑室脉络丛产生　　　　　　　　　D. 蛛网膜下隙产生

    E. 软膜产生

24. 供应大脑半球的动脉主要来源于(　　　)

    A. 大脑前动脉　　　　　　　　　　　　　B. 大脑中动脉

    C. 大脑后动脉　　　　　　　　　　　　　D. 颈内动脉

    E. 椎动脉

25. 全身最长最粗大的神经是(　　　)

    A. 迷走神经　　　　　　　　　　　　　　B. 腋神经

    C. 坐骨神经　　　　　　　　　　　　　　D. 三叉神经

    E. 面神经

26. 切断脊髓外侧索,可导致切断平面以下(　　　)

    A. 同侧腱反射丧失　　　　　　　　　　　B. 同侧随意运动及深、浅感觉丧失

    C. 同侧痛觉、温觉全部丧失　　　　　　　D. 同侧随意运动丧失及对侧痛觉、温觉丧失

    E. 同侧腱反射消失,触觉和压觉丧失

27. 下列关于楔束的叙述,正确的是( )
    A. 脊髓后索的全长均有　　　　　　　　B. 传导下肢的深感觉和精细触觉
    C. 上行至同侧楔束核内交换神经元　　　　D. 上行至对侧楔束核内交换神经元
    E. 一侧楔束损伤将出现对侧深感觉障碍

28. 下列关于锥体交叉的叙述,正确的是( )
    A. 位于延髓背侧下端　　　　　　　　　　B. 交叉后纤维全部行于脊髓后索
    C. 为皮质核束的纤维交叉　　　　　　　　D. 交叉后的纤维下行支配对侧躯体运动核闭
    E. 交叉后的纤维管理同侧躯体的随意运动

29. 患者右侧舌肌萎缩、伸舌时舌尖偏向右侧,其病变累及( )
    A. 左侧皮质核束　　　　　　　　　　　　B. 右侧皮质核束
    C. 左侧舌下神经　　　　　　　　　　　　D. 右侧舌下神经
    E. 右侧舌神经

30. 成人脊髓下端平( )
    A. 第 1 骶椎上缘　　　　　　　　　　　　B. 第 2 腰椎下缘
    C. 第 3 腰椎下缘　　　　　　　　　　　　D. 第 1 腰椎下缘
    E. 第 1 骶椎下缘

31. 可伤及脊髓骶段的椎骨损伤是( )
    A. 第 11 胸椎　　B. 第 1 腰椎　　　C. 第 3 腰椎　　D. 第 5 腰椎　　　E. 第 1、2 骶椎

32. 第 1~12 胸椎受损伤,可累及的脊髓节段( )
    A. 胸段　　　　B. 腰段　　　　C. 骶段　　　　D. 腰、骶段　　　E. 骶、尾段

33. 位于腰段脊髓后索的纤维束是( )
    A. 薄束　　　　B. 楔束　　　　C. 脊髓丘脑束　　D. 皮质脊髓侧束　　E. 皮质脊髓前束

34. 从延髓脑桥沟出入的脑神经,自内侧向外侧分别为( )
    A. 展神经、面神经、动眼神经　　　　　　B. 展神经、面神经、前庭蜗神经
    C. 展神经、面神经、三叉神经　　　　　　D. 面神经、前庭蜗神经、迷走神经
    E. 前庭蜗神经、面神经、展神经

35. 从橄榄外侧发出的脑神经,自上而下是( )
    A. 副神经、迷走神经、舌咽神经　　　　　B. 舌下神经、副神经、迷走神经
    C. 迷走神经、副神经、舌咽神经　　　　　D. 舌咽神经、迷走神经、副神经
    E. 舌咽神经、副神经、迷走神经

36. 锥体交叉位于( )
    A. 延髓上端　　B. 脑桥　　　　C. 延髓和脊髓交界　　D. 中脑　　　E. 无上述情况

37. 下列关于小脑的叙述,正确的是( )
    A. 位于颅中窝　　　　　　　　　　　　　B. 上面与大脑枕叶直接相贴
    C. 小脑扁桃体位于小脑蚓的后方　　　　　D. 绒球属新小脑
    E. 两侧的膨大为小脑半球

38. 中央前回位于( )

A. 中央前沟的前方　　　　　　　　　　　B. 中央后沟的前方

C. 外侧沟的前方　　　　　　　　　　　　D. 中央沟与外侧沟之间

E. 中央沟和中央前沟之间

39. 视区位于(　　)

A. 外侧沟两侧的皮质　　　　　　　　　　B. 枕叶内侧面距状沟两侧的皮质

C. 顶枕沟两侧的皮质　　　　　　　　　　D. 中央沟两侧的皮质

E. 侧副沟两侧的皮质

40. 大脑皮质第 1 躯体感觉区位于(　　)

A. 中央前回和中央旁小叶前部　　　　　　B. 中央后回和中央旁小叶后部

C. 角回　　　　　　　　　　　　　　　　D. 颞横回

E. 额下回后部

41. 听区位于(　　)

A. 距状沟两侧的皮质　　　　　　　　　　B. 顶枕沟两侧的皮质

C. 颞横回的皮质　　　　　　　　　　　　D. 顶内沟下方的皮质

E. 海马沟内侧的皮质

42. 下列关于内囊的叙述,正确的是(　　)

A. 由大脑内的联合纤维组成　　　　　　　B. 由大脑内的联络纤维组成

C. 由大脑内的投射纤维组成　　　　　　　D. 是大脑内的空腔

E. 是间脑的一部分

43. 手电照射患者双眼时,患者左眼瞳孔对光反射存在,但右眼瞳孔对光反射消失,其病变在(　　)

A. 左侧视神经　　　　　　　　　　　　　B. 右侧视束

C. 右侧动眼神经　　　　　　　　　　　　D. 右外侧膝状体

E. 右侧视神经

44. 下列关于胼胝体的叙述,正确的是(　　)

A. 连接同侧大脑半球各叶的纤维　　　　　B. 连接两侧大脑半球皮质的纤维

C. 连接大脑半球与脑的其他部分之间的纤维　D. 大脑半球内神经核

E. 参与边缘叶组成

45. 下列关于基底核的叙述,正确的是(　　)

A. 是锥体系的组成部分　　　　　　　　　B. 位于丘脑的内侧

C. 主要有纹状体　　　　　　　　　　　　D. 包括下丘脑

E. 是间脑的组成部分

46. 下列有关内囊位置的说法,正确的是(　　)

A. 位于尾状核、间脑和豆状核之间　　　　B. 位于背侧丘脑、尾状核和豆状核之间

C. 位于背侧丘脑、后丘脑和下丘脑之间　　D. 位于尾状核、大脑半球与豆状核之间

E. 位于豆状核和丘脑之间

47. 一侧内囊损伤表现为(　　)

A. 对侧上、下肢瘫痪

B. 对侧半身瘫痪和偏盲

C. 对侧半身感觉障碍和偏盲

D. 对侧半身浅深感觉障碍,对侧半身随意运动障碍,双眼对侧半视野偏盲

E. 对侧半身感觉和运动障碍,双眼同侧视野同向性偏盲,对侧听力完全丧失

48. 下丘脑的功能不包括(　　)

A. 参与学习记忆　　　　　　　　　　　B. 参与情绪反映

C. 调节体温　　　　　　　　　　　　　D. 调节水盐代谢

E. 调节人体睡眠等昼夜节律

49. 下列关于灰质前角的叙述,正确的是(　　)

A. 有成群排列的躯体运动神经元

B. 有成群排列的内脏运动神经元

C. 有躯体感觉神经元

D. 躯体运动神经元还可以引起心肌的收缩

E. 前角运动神经元病变可引起自主神经紊乱

50. 下列关于灰质侧角的叙述,正确的是(　　)

A. 见于脊髓全长

B. 仅见于第1胸椎至第3腰椎脊髓节段,是交感神经的低级中枢

C. 是交感神经和副交感神经节前神经元胞体所在部位

D. 是副交感神经在脊髓的中枢

E. 它们的轴突经前根、灰交通支入交感干

(二)A2 型题(病例摘要型最佳选择题)

51. 患者,男,42 岁,工人。一年前左侧肱骨外科颈骨折手术,术后自觉左臂外展欠力,情况日益明显,并出现方肩畸形。患者在一年前的骨折中可能损伤到了(　　)

A. 尺神经　　　B. 正中神经　　　C. 桡神经　　　D. 腋神经　　　E. 肌皮神经

52. 患者面肌瘫痪,额纹消失,眼睑不能闭合,口角明显歪向健侧。该患者可能损伤了(　　)

A. 迷走神经　　　B. 三叉神经　　　C. 面神经　　　D. 眼神经　　　E. 上颌神经

53. 面神经出颅经过(　　)

A. 卵圆孔　　　B. 棘孔　　　C. 圆孔　　　D. 茎乳孔　　　E. 颈静脉孔

54. 一名高空作业工人不慎自 3 米高的支架上坠落,致头部严重外伤。经抢救后其生命虽无大碍,但嗅觉近乎丧失。该患者可能损伤到(　　)

A. 迷走神经　　　B. 三叉神经　　　C. 面神经　　　D. 眼神经　　　E. 嗅神经

55. 嗅神经中的"嗅丝"到达鼻腔的嗅区是经(　　)

A. 卵圆孔　　　B. 棘孔　　　C. 圆孔　　　D. 筛孔　　　E. 颈静脉孔

56. 一患者视物时,眼球一直向内斜视,该患者可能损伤了(　　)

A. 动眼神经　　　B. 展神经　　　C. 面神经　　　D. 眼神经　　　E. 滑车神经

57. 患者,男,42 岁,甲状腺手术后自觉声音嘶哑伴发音困难。推测术中可能损伤到该患者的(　　)

A. 迷走神经　　　B. 喉返神经　　　C. 喉上神经　　　D. 舌咽神经　　　E. 舌下神经

58. (　　)受刺激时,膈肌出现痉挛性收缩而出现呃逆症状。

A. 迷走神经　　B. 膈神经　　　C. 面神经　　　D. 喉返神经　　　E. 上颌神经

（三）B 型题（配伍选择题）

（59～63 题共用备选答案）

A. 神经组织　　　　　　　B. 神经元和神经胶质　　　C. 神经细胞

D. 传入（感觉）神经元　　E. 传出（运动）神经元

59. 神经系统由（　　）组成。

60. 神经组织包括（　　）

61. 接收自身体内或外界刺激后，将冲动传至中枢神经系统的神经元是（　　）

62. 将冲动自脑和脊髓传至肌组织和腺体的神经元是（　　）

63. 神经元又称（　　）

（64～68 题共用备选答案）

A. 反射　　　B. 反射弧　　C. 椎管内　　　D. 颅腔内　　　E. 终丝

64. 神经系统的基本活动方式是（　　）

65. 反射活动的结构基础是（　　）

66. 终止于尾骨背面，无神经组织的结构是（　　）

67. 脑位于（　　）

68. 脊髓位于（　　）

（69～73 题共用备选答案）

A. 感觉纤维　　　B. 运动纤维　　　C. 运动神经元　　　D. 网状结构

E. 第 3～5 腰椎或第 5 腰椎～第 1 骶椎

69. 脊神经前根由（　　）组成。

70. 脊神经后根由（　　）组成。

71. 避免脊髓损伤，临床上常选择在（　　）之间进行腰椎穿刺。

72. 在灰质后角基部外侧与外侧索白质之间，灰质、白质混合交织，称（　　）

73. 灰质前角也称前柱，主要由（　　）组成。

（74～78 题共用备选答案）

A. 脑桥延髓沟　　　B. 脑干　　　C. 脊髓　　　D. 颈丛、臂丛、腰丛和骶丛　　　E. 腰丛

74. 通常将中脑、脑桥和脑干称为（　　）

75. 延髓下接（　　）

76. 面神经发自（　　）

77. 31 对脊神经分为（　　）

78. 股神经属于（　　）

（79～83 题共用备选答案）

A. 5 节　　B. 8 节　　C. 下行（运动）纤维束　　D. 上行（感觉）纤维束　　E. 菱形窝

79. 脊髓共分 31 个节段，其中颈髓有（　　）

80. 脊髓共分 31 个节段，其中腰髓有（　　）

81. 薄束和楔束在性质上属于（　　）

82. 皮质脊髓束在性质上属于（　　）

83. 参与第四脑室构成的是（　　）

(84~88题共用备选答案)

    A. 小脑半球   B. 锥体束   C. 古小脑   D. 新小脑   E. 颅后窝

84. 由大脑发出的控制骨骼肌随意运动的下行纤维束是(　　　)

85. 小脑位于(　　　)

86. 小脑蚓两侧的膨隆部分称(　　　)

87. 绒球小结叶因在种系发生上最古老,故称(　　　)

88. 协调骨骼肌运动的是(　　　)

(四)X型题(多项选择题)

89. 突起根据其形态结构,可分为(　　　)

    A. 前突   B. 后突   C. 树突   D. 侧突   E. 轴突

90. 神经元据其突起的数目可分为(　　　)

    A. 假单极神经元   B. 双极神经元

    C. 多级神经元   D. 感觉神经元

    E. 运动神经元

91. 据神经元的功能和兴奋传导的方向,可以把神经元分为(　　　)

    A. 假单极神经元   B. 双极神经元

    C. 中间(联络)神经元   D. 感觉(传入)神经元

    E. 运动(传出)神经元

92. 反射弧结构包括(　　　)

    A. 感受器   B. 传入(感觉)神经

    C. 中枢   D. 传出(运动)神经

    E. 效应器

93. 脊髓全长有两处膨大,即(　　　)

    A. 颈膨大   B. 胸膨大   C. 腰骶膨大   D. 骶膨大   E. 圆锥膨大

94. 脊髓的白质有3对索,即(　　　)

    A. 前索   B. 后索   C. 侧索   D. 精索   E. 脊索

95. 以下选项中是上行(感觉)纤维束的是(　　　)

    A. 薄束   B. 楔束

    C. 皮质脊髓束   D. 脊髓小脑前束

    E. 脊髓小脑后束

96. 脊髓的功能是(　　　)

    A. 传导功能   B. 反射功能   C. 连接功能   D. 支持功能   E. 保护功能

97. 脑位于颅腔内,包括(　　　)

    A. 端脑   B. 间脑   C. 脑干   D. 小脑   E. 小脑扁桃体

98. 自脑桥 – 延髓沟内发出的神经有(　　　)

    A. 展神经   B. 动眼神经   C. 滑车神经   D. 面神经   E. 前庭蜗神经

99. 脑干的内部结构包括(　　　)

　　A. 灰质　　　　　B. 白质　　　　　C. 网状结构　　　D. 上丘脑　　　　E. 下丘脑

100. 小脑分为三叶,即(　　　)
　　A. 绒球小结叶(古小脑)　　　　　　　B. 前叶(旧小脑)
　　C. 后叶(新小脑)　　　　　　　　　　D. 枕叶
　　E. 额叶

101. 每侧大脑半球以三沟为界,分为五叶,即(　　　)
　　A. 额叶　　　　　B. 顶叶　　　　　C. 枕叶　　　　　D. 颞叶　　　　　E. 岛叶

102. 内囊位于(　　　)之间。
　　A. 尾状核　　　　B. 豆状核　　　　C. 背侧丘脑　　　D. 杏仁核　　　　E. 屏状核

103. 大脑皮质中的语言区包括(　　　)
　　A. 说话中枢　　　B. 听话中枢　　　C. 书写中枢　　　D. 阅读中枢　　　E. 嗅觉中枢

104. 脑和脊髓的表面包被有三层被膜,即(　　　)
　　A. 硬膜　　　　　B. 蛛网膜　　　　C. 软膜　　　　　D. 纤维膜　　　　E. 血管膜

105. 脊髓的动脉来源于(　　　)
　　A. 椎动脉　　　　B. 节段性动脉　　C. 颈内动脉　　　D. 胸主动脉　　　E. 腹主动脉

106. 颈内动脉在颅内的分支包括(　　　)
　　A. 大脑前动脉　　　　　　　　　　　B. 大脑中动脉
　　C. 脉络丛前动脉　　　　　　　　　　D. 眼动脉
　　E. 后交通动脉

107. 颈丛包括(　　　)
　　A. 枕小神经　　　B. 耳大神经　　　C. 颈横神经　　　D. 锁骨上神经　　E. 膈神经

108. 导致方肩畸形的病变是因为(　　　)
　　A. 腋神经损伤　　　　　　　　　　　B. 肩关节脱位
　　C. 锁骨骨折　　　　　　　　　　　　D. 胸长神经损伤
　　E. 桡神经损伤

109. 三叉神经是指(　　　)
　　A. 眼神经　　　　B. 上颌神经　　　C. 下颌神经　　　D. 舌下神经　　　E. 舌咽神经

110. 以下选项中,属于面神经分支的是(　　　)
　　A. 面神经颞支　　　　　　　　　　　B. 面神经颧支
　　C. 面神经颊支　　　　　　　　　　　D. 面神经下颌缘支
　　E. 面神经颈支

111. 坐骨神经自股二头肌深面下降至腘窝上角分为(　　　)
　　A. 胫神经　　　　B. 腓总神经　　　C. 股神经　　　D. 隐神经　　　　E. 阴部内神经

112. 下列属于臂丛分支的是(　　　)
　　A. 尺神经　　　　B. 正中神经　　　C. 桡神经　　　D. 胫神经　　　　E. 腓总神经

113. 以下选项中属于端脑结构的是(　　　)
　　A. 中央沟　　　B. 中央前、后回　C. 顶枕沟　　　D. 外侧沟　　　E. 颞上、中、下回

114. 下列属于骶丛神经的是( )
    A. 臀上神经　　B. 臀下神经　　C. 阴部神经　　D. 股后皮神经　　E. 坐骨神经

115. 迷走神经在胸部的主要分支有( )
    A. 喉返神经　　B. 支气管支　　C. 食管支　　D. 心包支　　E. 喉上神经

116. 股神经肌支主要支配( )
    A. 耻骨肌　　B. 股四头肌　　C. 缝匠肌　　D. 股二头肌　　E. 半腱肌

117. 硬脑膜形成的结构有( )
    A. 大脑镰　　B. 小脑幕　　C. 上矢状窦　　D. 下矢状窦　　E. 海绵窦

118. 内囊在结构上分为三部,即( )
    A. 内囊前肢　　B. 内囊后肢　　C. 内囊膝　　D. 内囊前角　　E. 内囊后角

四、简答题

1. 简述内囊的位置、形态、分部及一侧内囊损伤后的主要表现。

2. 简述脑脊液的产生部位及循环途径。

3. 试述臂丛的组成、位置、分支及分布概况。

4. 简述反射弧的组成及其存在的意义。

5. 简述小脑的分叶及各叶的功能。

6. 简述硬膜外麻醉时穿刺针的穿刺部位及穿经层次。

五、案例分析题

患者,女,36 岁,前天晚上在开启冷空调的环境中入睡,次日清晨感觉右侧耳周和耳内疼痛,右侧面部麻木和发胀。起床洗脸时发现面部歪斜变形,右眼不能闭合,说话口齿不清,食物滞留于右侧颊齿之间,一侧流涎。查体:神志清楚,右额纹消失,右鼻唇沟变浅,右眉下垂,右眼睑和右口角下垂,右唇不能闭合。请回答以下问题。

1. 该患者所患为何病?

2. 请在案例中找出诊断的依据,并应用所学解剖学知识解释。

第十章　内分泌系统

 知识目标

（1）能说出内分泌系统的组成。

（2）能正确识辨内分泌腺的形态结构。

（3）会描述内分泌的结构。

知识要点

内分泌系统由内分泌器官、内分泌组织和散在内分泌细胞组成。内分泌腺的分泌物称激素。人体主要的内分泌腺有：甲状腺、甲状旁腺、肾上腺、垂体、松果体、胰岛、胸腺和性腺。

一、甲状腺

人体形态最大的内分泌腺体是甲状腺。甲状腺呈"H"形，分左、右两侧叶和中间的甲状腺峡，甲状腺侧叶位于喉下部和气管上端的两侧，峡部横跨第2～4气管软骨环的前方，正常人在吞咽时甲状腺随喉上下移动。

幼儿时，甲状腺激素分泌不足可致"呆小症"。

二、肾上腺

肾上腺位于肾的上端，左右各一。左侧肾上腺呈"半月形"，右侧肾上腺呈"三角形"。

三、垂体

垂体借漏斗连于下丘脑，呈椭圆形，位于颅底蝶骨体上面的垂体窝内。可以分为腺垂体和神经垂体两部分。幼儿时，垂体分泌的"生长激素"不足可致"侏儒症"。

1. 腺垂体　包括远侧部、结节部和中间部。

嗜酸性细胞：分泌生长激素、催乳激素。

嗜碱性细胞：分泌促甲状腺激素、促性腺激素、促肾上腺皮质激素。

2. 神经垂体　由神经部和漏斗部组成，无内分泌功能，主要储存及释放由下丘脑神经元轴突运输来的抗利尿激素和催产素。

四、松果体

松果体属于上丘脑的一部分，位于背侧丘脑的后上方，为一灰红色的椭圆形腺体。

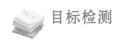 目标检测

一、名词解释

1. 激素

2. 内分泌腺

3. 甲状腺峡

4. 促激素

二、填空题

1. 内分泌系统由_____、_____和_____组成。

2. 内分泌腺的分泌物称_____,直接渗入_____,然后借循环系统输送到全身,作用于特定的靶器官、靶组织和靶细胞。

3. 人体内分泌腺包括_____、_____、_____、_____、_____等。

4. 甲状旁腺分泌_____,具有调节、维持机体内_____稳定的功能。

5. 甲状腺侧叶位于_____和_____的两侧,其峡部横于第_____气管软骨环的前方。

6. 胸腺位于_____的后方,成年后逐渐退化。

7. 呆小症是由于幼儿时期_____分泌低下所致。

8. 侏儒症是由于幼儿时期_____分泌低下所致。

9. 垂体呈椭圆形,位于_____,分为_____和_____两部分,其中,腺垂体分泌的_____能刺激骺软骨生长,使骨增长。

10. 肾上腺皮质的束状带细胞分泌_____,可调节糖、脂肪和蛋白质的代谢。

11. 肾上腺位于_____的上端_____之后,左肾上腺近似_____形,右肾上腺呈_____形,肾上腺实质可分为_____和_____两部分。

12. 垂体由_____和_____两部组成。

13. 肾上腺皮质分泌的激素有_____、_____和_____三种。

14. 肾上腺皮质从外往里可分为_____、_____和_____三部分。

15. 甲状腺分为左右两个_____和中间的_____构成,后者有时向上伸出一个_____;甲状腺

借筋膜连于_____,故_____时可上下移动。

三、选择题

(一)A1型题(单句型最佳选择题)

1. 以下选项中不属于内分泌腺体的是(　　)
   A. 甲状腺　　　　B. 甲状旁腺　　　　C. 腮腺　　　　D. 垂体　　　　E. 松果体

2. 成年后其功能就退化的内分泌腺体是(　　)
   A. 甲状腺和甲状旁腺　　B. 肾上腺　　C. 胸腺　　　　D. 垂体　　　　E. 松果体

3. 调节机体电解质和水盐代谢的是(　　)
   A. 肾上腺皮质束状带　　　　　　　　　　B. 肾上腺皮质网状带
   C. 肾上腺皮质球状带　　　　　　　　　　D. 腺垂体
   E. 神经垂体

4. 下列关于甲状旁腺的叙述,正确的是(　　)
   A. 位于甲状腺侧叶前面　　　　　　　　　B. 位于甲状腺侧叶后面
   C. 为一对球体状结构　　　　　　　　　　D. 上一对多位于甲状腺上动脉附近
   E. 下一对多位于甲状腺侧叶后面的中、下1/3交界处

5. 缺碘可引起(　　)内分泌腺增大。
   A. 甲状腺　　　　B. 甲状旁腺　　　　C. 垂体　　　　D. 肾上腺　　　　E. 睾丸

6. 下列关于垂体的叙述,错误的是(　　)
   A. 位于蝶骨体上面的垂体窝内　　　　　　B. 前上方与视交叉相邻
   C. 分为腺垂体和神经垂体两部分　　　　　D. 借漏斗连于下丘脑
   E. 腺垂体无内分泌功能

7. 下列属于内分泌器官的是(　　)
   A. 胰腺　　　　B. 卵巢　　　　C. 前列腺　　　　D. 肾上腺　　　　E. 睾丸

8. 下列叙述中,正确的是(　　)
   A. 甲状腺分泌甲状旁腺激素　　　　　　　B. 肾上腺皮质分泌肾上腺素
   C. 腺垂体分泌生长激素　　　　　　　　　D. 神经垂体合成抗利尿激素
   E. 碘是合成甲状旁腺激素的重要原料

9. 下列关于甲状腺的叙述,正确的是(　　)
   A. 贴于喉的两侧　　　　　　　　　　　　B. 两侧有颈动脉鞘相邻
   C. 主要作用是合成碘　　　　　　　　　　D. 多分为两叶、甲状腺峡和锥状叶
   E. 甲状腺峡多位于第2~4气管软骨环前方

10. 下列关于垂体的叙述,正确的是(　　)
    A. 位于颅前窝内
    B. 合成抗利尿激素
    C. 腺垂体分泌的激素由神经垂体贮存和释放
    D. 神经垂体贮存和释放的激素来自下丘脑
    E. 可调节松果体的分泌

（二）A2 型题（病例摘要型最佳选择题）

11.患者，女，18 岁。心悸、多汗、多食、消瘦 4 月余。体检：甲状腺Ⅱ度肿大，右上极可闻及血管杂音。下列症状中该患者最不可能出现的是（　　）

 A.手抖   B.舌颤   C.水冲脉   D.突眼   E.月经过多

12.14 岁初中二年级女生，患 Graves 病。治疗宜选用（　　）

 A.镇静药   B.抗甲状腺药物

 C.^{131}I 治疗   D.立即手术治疗

 E.鼓励多食海带

13.患者，女，45 岁，甲状腺呈多结节状肿大，伴有中枢神经系统兴奋，心悸、多汗、多食、消瘦、便次增多。下述检查对鉴别毒性甲状腺瘤和结节性甲状腺肿伴甲亢最有意义的是（　　）

 A.基础代谢率测定   B.血清促甲状腺激素（TSH）测定

 C.甲状腺扫描   D.三碘甲状腺原氨酸（T3）抑制试验

 E.碘摄取率测定

14.患者，女，38 岁，10 年前分娩后出现无乳、闭经、食欲减退、怕冷、面色苍白、毛发脱落等。最可能的诊断是（　　）

 A.神经性厌食症   B.肾上腺皮质功能减退症

 C.腺垂体功能减退症   D.原发性甲状腺功能减退症

 E.卵巢功能早衰症

（三）B 型题（配伍选择题）

（15～19 题共用备选答案）

 A.肾上腺髓质 B.腺垂体   C.神经垂体 D.滤泡旁细胞 E.滤泡上皮细胞

15.能贮存、释放抗利尿激素和催产素的是（　　）

16.分泌肾上腺素和去甲肾上腺素的是（　　）

17.分泌促激素作用于甲状腺等靶腺的是（　　）

18.分泌降钙素，参与血钙调节的是（　　）

19.分泌甲状腺素的是（　　）

（20～24 题共用备选答案）

 A 甲状腺   B.甲状旁腺   C.胸腺   D.垂体   E.肾上腺

20.成年后逐渐萎缩的器官是（　　）

21.位于颅腔内的器官是（　　）

22.位于腹腔内的器官是（　　）

23.人体最大的分泌腺是（　　）

24.腺细胞分为主细胞和酸性细胞的是（　　）

（四）X 型题（多项选择题）

25.下列选项中，位于颅腔内的内分泌腺的是（　　）

 A.甲状腺 B.甲状旁腺 C.垂体 D.松果体 E.胸腺

26.下列选项中，属于肾上腺皮质的是（　　）

 A.球状带   B.束状带   C.网状带   D.嗜铬细胞 E.睾丸

27. 下列关于内分泌腺(器官)的叙述,正确的是(　　　)
  A. 有导管释放激素   B. 胰腺、睾丸、卵巢都属于内分泌器官
  C. 体积和重量都很小   D. 血供非常丰富
  E. 有一定的靶器官或靶组织

28. 单个的内分泌腺是(　　　)
  A. 垂体   B. 松果体   C. 甲状腺   D. 甲状旁腺   E. 肾

29. 下列关于内分泌腺功能失调的叙述,正确的是(　　　)
  A. 巨人症与垂体分泌的生长激素过多有关
  B. 基础代谢亢进与甲状腺素分泌过多有关
  C. 缺碘可引起甲状腺素分泌过少
  D. 甲状腺旁腺素分泌不足,可引起手足搐搦
  E. 糖尿病与胰岛素分泌不足有关

30. 下列关于内分泌腺的叙述,正确的是(　　　)
  A. 又称为内分泌器官   B. 均为无管腺
  C. 分泌物通称为激素   D. 分泌物作用于靶细胞或靶器官
  E. 对机体的调节称为体液调节

31. 下列关于甲状腺的叙述,正确的是(　　　)
  A. 为人体最复杂的内分泌器官
  B. 分左、右侧叶及甲状腺峡
  C. 有些人可能有锥状叶
  D. 甲状腺峡多位于第 2～4 气管软骨环前方
  E. 分泌物为甲状旁腺激素

32. 下列关于肾上腺的叙述,正确的是(　　　)
  A. 皮质能分泌盐皮质激素   B. 皮质能分泌糖皮质激素
  C. 髓质能分泌性激素   D. 髓质能分泌肾上腺素
  E. 髓质能分泌去甲肾上腺素

33. 腺垂体分泌的激素不包括(　　　)
  A. 生长激素   B. 催乳素
  C. 促甲状腺激素   D. 抗利尿激素
  E. 催产素

34. 腺垂体的嗜酸性细胞分泌(　　　)
  A. 生长激素   B. 促甲状腺激素
  C. 促性腺激素   D. 促肾上腺皮质激素
  E. 催乳激素

四、简答题

1. 请说出甲状腺的位置、形态结构及主要作用。

2. 肾上腺位于何处? 可分泌哪些激素?

五、案例分析题

患者,男,60岁,口干,多饮,多尿,体重下降6个月,空腹血糖为10.2mmol/L,餐后2小时血糖为16.7mmol/L。入院后给予胰岛素治疗,患者出现心慌、手抖、出冷汗和有饥饿感等症状。请回答以下问题。

1. 该患者最可能的诊断是什么?

2. 患者出现心慌、手抖、出冷汗、饥饿感属于什么现象? 该如何预防?

3. 何谓"三多一少"症状?

4. 胰岛素的注射部位有哪些?

参考答案

绪　论

一、名词解释

1. 解剖学:是研究正常人体形态结构的科学。

2. 解剖学姿势:是指身体直立,两眼平视正前方,上肢自然下垂于躯干两侧,掌心向前,双下肢并拢,足尖向前。

3. 器官:是指由不同组织按照一定的方式有机组合在一起构成的具有一定形态和功能的结构。

4. 系统:是由功能相互联系、作用相互关联的器官连结而成的具有一定功能的整体。

5. 矢状面:是指沿矢状轴方向将人体纵行切成左、右两个部分的面。

6. 冠状面:是指沿冠状轴方向将人体纵行切成前、后两个部分的面。

7. 内脏:是指位于胸、腹、盆腔内,并借一定的孔道与外界相通的器官。

8. 冠状轴:又称为额状轴,为左、右方向与水平面平行,与垂直轴、矢状轴相互垂直的轴。

二、填空题

1. 垂直轴　　矢状轴　　冠状轴

2. 运动系统　　消化系统　　呼吸系统　　泌尿系统　　生殖系统　　脉管系统　　神经系统
内分泌　　感觉器

3. 桡侧　　尺侧　　腓侧　　胫侧

4. 头　　颈　　四肢　　躯干

5. 上皮组织　　结缔组织　　肌组织　　神经组织

6. 前　　浅

三、选择题

(一)A1 型题

1. D　　2. C　　3. B　　4. C　　5. B　　6. A　　7. C　　8. C　　9. D　　10. C

11. D　　12. B　　13. D　　14. D　　15. C

(二)A2 型题

16. C　　17. D

(三)B 型题

18. A　　19. B　　20. C　　21. E　　22. D　　23. C　　24. D　　25. A　　26. B　　27. E

28. B　　29. A　　30. E　　31. C　　32. D　　33. E　　34. C　　35. B　　36. A　　37. D

(四)X 型题

38. ABDE　　39. BCDE　　40. ACDE　　41. ABCDE

四、简答题

1. **答案**　(1)上和下:描述部位高低的术语。近头者为上,近足者为下。(2)前和后:距身体腹面者为前,距背面者为后。(3)内侧和外侧:描述各部位与身体正中面相对距离的位置关系术语,距身体正中面近者为内侧,远者为外侧。在四肢,前臂的内侧又称为尺侧,外侧又称为桡侧;在小腿,内侧又称为胫侧,外侧又称为腓侧。(4)内和外:描述空腔器官相互位置关系术语。凡是空腔器官,腔内者为内,腔外者为外。(5)浅和深:描述与皮肤表面相对距离关系的术语。近皮肤近者为浅,近皮肤远者为深。(6)近侧和远侧:描述四肢各部相互位置关系的术语,距躯干较近者称为近侧,距躯干较远者称为远侧。

2. **答案** (1)轴,包括垂直轴、矢状轴和冠状轴。

垂直轴:自上而下与水平面垂直,与人体长轴平行。

矢状轴:由前向后与水平面平行,与人体长轴垂直。

冠状轴:又称额状轴,由左向右与水平面平行,与垂直轴和冠状轴垂直。

(2)面,包括矢状面、冠状面和水平面。

矢状面:按矢状轴方向,将人体分成左右两部的纵切面,其正中矢状面将人体分为左右对称的两部分。

冠状面:按冠状轴方向,将人体分为前后两部分的切面,这个切面与矢状面互相垂直。

水平面:又称横切面,与上述两个平面互相垂直,将人体分为上下两部分。

五、案例分析题

答案 车轮沿冠状轴,风扇沿矢状轴,螺旋桨沿垂直轴。

第一章 细胞和基本组织

一、名词解释

1. 血清:血液凝固后析出淡黄色透明的液体,称为血清。

2. 内皮:衬贴于心、血管及淋巴管腔面的单层扁平上皮。内皮薄而光滑,有利于液体的流动和物质的交换。

3. 间皮:分布在胸膜、腹膜和心包膜表面的单层扁平上皮。其游离面光滑,有利于物质通透及血液、淋巴液流动。

4. 突触:是指神经元与神经元之间,神经元与效应器之间传递信息的特殊接触部位。

5. 神经元:又称为神经细胞,由胞体和突起两部分组成,是神经系统结构和功能的基本单位。

6. 闰盘:相邻心肌纤维的连接处形成的结构称闰盘,在一般染色标本中其着色较深,呈横行或阶梯状细线。

7. 尼氏体:尼氏体具有嗜碱性,呈斑块状或颗粒状,均匀分布于胞体和树突的胞质中,电镜下由发达的粗面内质网和游离核糖体构成,具有旺盛的蛋白质合成功能。

8. 骨单位:又称为哈弗斯系统,呈长筒状,平行于骨干长轴,位于内、外环骨板之间,是骨密质的主要结构单位。中轴为中央管,又称哈弗斯管;周围是10~20层同心圆排列的哈弗斯骨板。

9. 肌原纤维:神经原纤维在镀银色染色的标本中为棕黑色交错排列的细丝,并伸入树突和轴突,电镜下由神经丝和微管构成。除对神经元起支架作用外,还参与神经元物质的运输。

二、填空题

1. 细胞膜　　细胞质　　细胞核

2. 血浆　　血细胞

3. 红细胞　　白细胞　　血小板

4. 特殊颗粒　　有粒白细胞　　无粒白细胞　　中性粒细胞　　嗜酸性粒细胞　　嗜碱性细胞　　单核细胞　　淋巴细胞

5. 成纤维细胞　　巨噬细胞　　浆细胞　　肥大细胞　　脂肪细胞

6. 胶原纤维　　弹性纤维　　网状纤维

7. 多极神经元　　　双极神经元　　　假单极神经元

8. 透明软骨　　　纤维软骨　　　弹性软骨

9. 骨骼肌　　　平滑肌　　　心肌

10. 角化复层扁平上皮

11. 表皮　　　真皮

12. (4.5～5.5)×10^{12}/L　　　(3.5～4.5)×10^{12}/L　　　120～150g/L　　　110×140g/L

13. 5000　　　血浆　　　血细胞

14. T 淋巴细胞　　　B 淋巴细胞

15. 感觉神经元　　　运动神经元　　　中间神经元

16. 突触前膜　　　突触间隙　　　突触后膜

17. 核仁

18. 被覆上皮　　　腺上皮　　　特殊上皮

三、选择题

（一）A1 型题

1. B　2. C　3. A　4. C　5. A　6. B　7. C　8. A　9. A　10. E

11. C　12. A　13. E　14. A　15. C　16. B　17. D　18. C　19. B　20. C

21. C　22. C　23. C　24. C　25. D　26. C　27. B　28. E　29. B　30. A

31. D　32. C　33. A　34. D　35. E

（二）A2 型题

36. A　37. A　38. D　39. D　40. B　41. B　42. A

（三）B 型题

43. B　44. A　45. D　46. C　47. E　48. E　49. A　50. D　51. C　52. B

53. C　54. A　55. B　56. D　57. E

（四）X 型题

58. ABC　59. ABC　60. CDE　61. CDE　62. ABE

63. ABCE　64. AD　65. ABCDE　66. ADE　67. ABCE

68. CDE　69. ABE　70. ABC　71. ACD　72. ADE

73. BE　74. ABC　75. ABCDE

四、简答题

1. **答案**　根据上皮细胞的层数,被覆上皮分为两种。

（1）单层上皮:根据细胞形态,单层上皮又可分为 4 种:①单层扁平上皮;②单层立方上皮;③单层柱状上皮;④假复层纤毛柱状上皮。

（2）复层上皮:①复层扁平上皮;②变移上皮。

2. **答案**　成熟的红细胞,呈双凹圆盘状,中央较薄,周缘较厚,表面光滑,无细胞核及细胞器,胞质中充满血红蛋白(Hb),具有携带氧气和运输二氧化碳的功能。

3. **答案**　骨骼肌纤维的肌浆内含有许多与细胞长轴平行排列的肌原纤维。肌原纤维是由许多粗肌丝和细肌丝沿肌原纤维长轴并按一定的空间排布规律排列而成,从而使肌原纤维呈现明暗相间的带,分别称明带和暗带。在同一条肌纤维内,所有肌原纤维的明带和暗带整齐地排列在同一平面上,因此使骨骼肌纤维上出现明暗相间的横纹。

4. **答案**　神经元可分为胞体、树突和轴突三部分。

（1）胞体:是神经元的营养和代谢中心。核大而圆,着色浅,核仁明显。胞质的特征性结构为尼氏体和神经原纤维。尼氏体具有强嗜碱性,均匀分布,呈斑块状或细颗粒状。电镜下尼氏体由发达的粗面内质网和游离核糖体构成,是合成蛋白质的场所。神经原纤维在镀银染色切片中呈棕黑色细丝,交错排列成网,并伸入树突和轴突内;电镜下由神经丝和微管构成。构成神经元的细胞骨架,微管还参与物质运输。神经元的细胞膜是可兴奋膜,具有接受刺激、处理信息、产生和传导神经冲动的功能。

（2）树突:一个至多个,每个树突干发出许多分支,在分支上有大量树突棘。树突的功能主要是接受刺激。

（3）轴突:每个神经元只有 1 个轴突,一般比树突细,直径较均一,右侧支呈直角分出,轴突末端的分支较多。胞体发出轴突的部位呈圆锥形,称轴丘。轴突主要是传导冲动。

五、案例分析题

答案　一氧化碳与血红蛋白的亲和力比氧与血红蛋白的亲和力高 200～300 倍,当空气中一氧化碳浓度增高时,吸入肺内的一氧化碳抢先与血红蛋白结合,形成碳氧血红蛋白,使血红蛋白丧失运输氧气的能力,造成人体多个器官缺氧,导致组织受损甚至死亡。一氧化碳对全身的组织细胞均有毒性作用,尤其对大脑皮质的影响最为严重。当人们意识到已发生一氧化碳中毒时,往往为时已晚。因为支配人体运动的大脑皮质最先受到麻痹损害,使人无法实现有目的的自主运动。所以,当空气中一氧化碳浓度升高时,会出现缺氧性呼吸困难,严重者可致死亡。

第二章　运动系统

一、名词解释

1. 胸骨角:胸骨柄与胸骨体连接处微向前凸称胸骨角,其两侧平对第二对肋,是临床上计数肋序数的标志。

2. 翼点:由额骨、顶骨、颞骨、蝶骨汇合形成的"H"区域称翼点。此处骨质较薄,其内有脑膜中动脉通过,故此处骨折易致颅内血肿。

3. 椎间盘:是位于相邻两个椎体之间的纤维软骨盘,由外周的纤维环和中央的髓核构成。

4. 股三角:位于股前面的上内侧部,由腹股沟韧带、长收肌和缝匠肌围成的三角区,内有股动脉、股静脉和骨神经通过。

5. 腹股沟韧带:是腹外斜肌腱膜的下缘卷曲增厚,连于髂前上棘与耻骨结节之间的致密结缔组织束。

6. 腹股沟三角:位于腹前壁下部,由腹直肌外侧缘、腹壁下动脉、腹股沟韧带围成,此区腹壁较薄,是股疝的好发部位。

7. 肋弓:指第 8～10 肋借其前端的肋软骨与上位肋相连结而形成的弓状结构,是临床触诊肝脾的重要标志。

8. 关节腔:为关节囊的滑膜层和关节面所围成的密闭腔隙。内含少量滑液,腔内为负压。

9. 界线:由骶骨岬、弓状线、耻骨梳和耻骨联合上缘围成。

10. 足弓:足底的骨借关节和韧带紧密相连,在纵、横方向上都形成凸向上方的弓形,称足弓。

二、填空题

1. 椎孔　　椎管　　椎间孔

2. 真肋　　肋弓　　假肋　　浮肋

3. 顶骨　　颞骨　　下颌骨　　舌骨　　犁骨

4. 上颌窦　　额窦　　蝶窦　　筛窦　　上颌窦

5. 菱　　矢状缝　　1～2 岁

6. 三角形　　2　　7

7. 坐骨结节　　髂嵴　　髂前上棘　　髂后上棘　　髂结节　　耻骨嵴　　耻骨结节

8. 纤维连结　　软骨连结　　骨性连结

9. 关节面　　关节囊　　关节腔

10. 椎间盘　　前纵韧带　　后纵韧带　　棘间韧带　　棘上韧带　　黄韧带　　横突间韧带　关节突关节

11. 纤维环　　髓核　　弹性　　椎体

12. 内上髁　　外上髁　　鹰嘴　　等腰三角形　　鹰嘴

13. 骶骨　　尾骨　　髋骨　　连结　　界线　　界线　　骶岬　　弓状线　　耻骨梳　　耻骨结节　　耻骨联合上缘

14. 膝关节　　内侧半月板　　外侧半月板　　前交叉韧带　　后交叉韧带

15. 纵弓　　横弓

16. 固定　　移动

17. 腹外斜肌　　腹内斜肌　　腹横肌　　腹直肌

18. 背　　深　　脊柱后伸和仰头　　直立

19. 食管裂孔　　食管　　迷走神经

20. 盂上结节　　喙突　　桡骨粗隆　　屈　　旋后

21. 髂腰肌　　前屈　　前屈和旋外

22. 肱二头肌　　肱肌　　喙肱肌　　胫骨前肌　　踇长伸肌　　趾长伸肌

23. 面肌　　咬肌　　颞肌　　翼内肌　　翼外肌

24. 骨　　骨骼肌　　骨连结

25. 206　　6

26. 骨质　　骨膜　　骨髓

27. 长骨　　短骨　　扁骨　　不规则骨

28. 红骨髓　　黄骨髓

28. 韧带　　关节盘

29. 51

30. 椎骨　　胸骨　　肋

31. 26

32. 12　　12

33. 胸骨柄　　胸骨体　　剑突

34. 肱骨头　　肩胛骨关节盂

35. 肱尺关节　　肱桡关节　　桡尺近侧关节

36. 短骨　　不规则骨　　扁骨

37. 髌骨

38. 骶角

39. 胸骨角

40. 23　　8　　15

41. 32

42. 31

43. 外科颈

44. 寰椎

45. 隆椎

三、选择题

(一)A1 型题

1. D	2. D	3. E	4. A	5. E	6. B	7. D	8. A	9. E	10. A
11. D	12. D	13. B	14. D	15. B	16. E	17. B	18. B	19. D	20. E
21. E	22. D	23. D	24. C	25. C	26. A	27. B	28. D	29. C	30. B
31. E	32. A	33. C	34. C	35. A	36. D	37. B	38. D	39. D	40. E
41. A	42. E	43. D	44. C	45. B	46. C	47. C	48. C	49. D	50. A
51. E	52. B	53. E	54. D	55. E	56. B	57. C	58. C	59. B	60. A
61. C	62. E	63. B	64. E	65. B					

(二)A2 型题

66. B	67. C	68. A	69. D	70. C	71. D	72. D	73. D

(三)B 型题

74. B	75. D	76. A	77. B	78. E	79. E	80. A	81. B	82. C	83. B
84. D	85. C	86. B	87. B	88. A	89. A	90. B	91. D	92. C	93. E
94. A	95. D	96. E	97. C	98. C	99. E	100. D	101. C	102. B	103. A
104. E	105. A	106. E	107. D	108. B	109. E	110. D	111. D	112. A	113. C
114. C	115. D	116. A	117. B						

(四)X 型题

118. ACD	119. BC	120. ACDE	121. ACDE	122. ABDE
123. BCDE	124. ABCD	125. ABC	126. ABCD	127. ABC
128. ABE	129. ABCD	130. BE	131. DE	132. CE
133. BCD	134. ABC	135. ACD	136. BDE	137. BCDE
138. ACDE	139. ACD	140. ABCD	141. ABCD	142. ABCDE
143. BCE	144. ABE	145. BDE	146. BCDE	
147. ABC				

四、简答题

1. 答案　椎骨由椎体和椎弓构成。椎体居前,椎弓居后,椎弓上有椎弓根,椎上切迹、椎下切迹和7个突起,还有椎孔、椎间孔、椎管。

2. 答案　(1)结构:肩关节由肱骨头和肩胛骨关节盂构成。关节囊薄而松弛,前下方薄弱。韧带少(喙肱韧带),喙肩韧带在关节囊上方,防止肱骨头向上脱位。关节盂唇略加深关节窝,肱二头肌长头腱穿过囊内。

(2)运动:可做屈伸、收展、旋转和环转运动。

3. 答案

项目	肩关节	髋关节
关节面	面差比例大	面差比例小
关节囊	薄面松弛	厚而紧张
韧　带	少,关节上方有喙肩韧带	多,壁的四周均有囊外韧带
关节唇	盂唇低矮,使关节窝略加深	髋臼唇较高,使关节窝更深

原因:从进化发展的观点来分析,人从四足动物进化而来,动物的前肢与后肢都是支持行走的,故二者很相似,人的上肢与动物的前肢系同源器官,故形态结构与下肢接近。从功能与形态相互制约的观点

来看,由于人直立行走后,双手得到解放,上肢成为劳动器官,以纤细灵巧、运动幅度大为特点,而下肢仍负重、行走,以粗壮稳固为特点,故肩关节和髋关节的结构出现较明显的差异。

4. **答案** (1)前屈:三角肌前部纤维、肱二头肌、喙肱肌、胸大肌。

(2)后伸:三角肌后部纤维、背阔肌、肱三头肌、小圆肌、大圆肌。

(3)外展:三角肌、冈上肌。

(4)内收:胸大肌、背阔肌、大圆肌、肩胛下肌。

(5)旋内:三角肌、背阔肌、胸大肌、大圆肌、肩胛下肌。

(6)旋外:三角肌、冈下肌、小圆肌。

(7)环转:是屈伸、收展运动的连续动作,故以上肌均参与。

5. **答案** (1)屈:腓肠肌、半腱肌、半膜肌、股二头肌、股薄肌、缝匠肌(腘肌)。

(2)伸:股四头肌。

(3)旋内:腓肠肌内侧头、半腱肌、半膜肌、股薄肌、缝匠肌(腘肌)。

(4)旋外:腓肠肌外侧头、股二头肌。

6. **答案** 颈椎共 7 块,其主要结构特点如下。

(1)横突上均有横突孔。

(2)第 2~6 颈椎棘突末端均分叉。

(3)椎体小而椎孔较大。

(4)第 1 颈椎无椎体和棘突,呈环形,故称为寰椎。

(5)第 2 颈椎椎体上有齿突,又称为枢椎。

(6)第 7 颈椎棘突长,称隆椎,可作为椎骨计数标志。

胸椎共 12 块,其主要结构特点如下。

(1)有椎体肋凹和横突肋凹。

(2)棘突长、尖锐、斜向后下,相互之间构成叠瓦状。

腰椎共 5 块,其主要结构特点如下。

(1)椎体高大、粗壮,断面近似肾形。

(2)棘突短、宽,呈板块状,水平向后突出,且间隙相对较大。

7. **答案** 脊柱侧面观可见颈曲、胸曲、腰曲、骶曲 4 个生理弯曲。

8. **答案** 骨的物理特性主要取决于其化学成分,骨质的化学成分主要由有机物和无机物组成。有机物主要是骨胶原纤维束和黏多糖等,赋予骨的弹性和韧性;无机物主要是碱性磷酸钙为主的钙盐类,使骨挺硬坚实。成年人的骨有机物与无机物的比例约为3∶7,使骨既有弹性又很坚硬。幼儿骨有机物和无机物约各占有一半,故弹性大硬度小,柔软易变形;老年人的骨无机物所占比例更大,故脆性大易发生骨折。

9. **答案** 关节的基本结构包括关节面、关节囊和关节腔。

(1)关节面:指构成关节的相关骨的相对面或接触面,每个关节至少包括两个关节面。骨的关节面上都覆盖有一层关节软骨,光滑而有弹性,可减少运动时的摩擦,还可缓冲震荡。

(2)关节囊:由结缔组织构成,附着在关节面的周缘及邻近的骨面上,分内、外两层。外层为纤维层,由致密结缔组织构成;内层为滑膜层,由疏松结缔组织构成,紧贴纤维层的内面,并附着于关节软骨的边缘。滑膜能分泌少量滑液,可润滑关节软骨,并对其有一定的营养作用。

(3)关节腔:为由关节囊滑膜层和关节软骨围成的密闭的腔,腔内为负压,仅有少量滑液。

关节的辅助结构包括有韧带、关节唇、关节盘、滑膜襞和滑膜囊。

(1)韧带:由致密结缔组织构成,连于两骨之间,位于关节囊外的,称囊外韧带,可以是关节囊纤维层的局部增厚,也可独立于关节囊外;位于关节囊内的(表面有滑膜包裹),称囊内韧带。韧带的存在可增加关节的稳固性。

(2)关节唇:为附着在关节窝周缘的纤维软骨环,使关节窝加深,以增加关节的稳固性。

(3)关节盘:为位于两关节面之间的纤维软骨板,周缘附着于关节囊,将关节腔分为两部分,可使关节面更适合,并使关节运动多样化。

(4)滑膜襞和滑膜囊:滑膜层向关节腔内突出形成的皱襞为滑膜襞,襞内常含脂肪组织,可充填关节腔内的空隙,使关节更为稳固;滑膜囊为滑膜层经纤维层的薄弱处向外伸出的突起,呈囊袋状,内含滑液,位于肌腱与骨面之间,可减少运动时两者间的摩擦。

10. **答案** (1)脑颅骨有8块:额骨、枕骨、蝶骨和筛骨各1块,颞骨和顶骨各1对,它们共同围成颅腔。

(2)面颅骨共有15块:其中成对的有上颌骨、腭骨、颧骨、鼻骨、泪骨和下鼻甲,共12块;不成对的有3块,即犁骨、下颌骨和舌骨。

11. **答案** (1)躯干骨的骨性标志主要有:第7颈椎棘突、颈静脉切迹、胸骨角、剑突、肋弓、骶骨的岬和骶角。

(2)颅骨的骨性标志主要有:枕外隆凸、乳突、颧弓、下颌角、眶上缘、眶上切迹、眶下缘、眉弓、额结节、顶结节。

(3)上肢骨的重要骨性标志有:锁骨、肩胛冈、肩峰、喙突、肱骨内上髁、肱骨外上髁、尺骨茎突、桡骨茎突、尺骨鹰嘴等。

(4)下肢骨的重要骨性标志有髂嵴、髂前上棘、髂后上棘、坐骨结节、耻骨结节、股骨大转子、股骨内上髁、股骨外上髁、髌骨、腓骨头、胫骨粗隆、胫骨前缘、内踝、外踝、跟骨结节等。

12. **答案** (1)胸骨角的两侧平对第2肋。

(2)肩胛下角平对第7肋或第7肋间隙,它们可作为计数肋骨序数的重要标志。

(3)第7颈椎棘突特长,末端不分叉,活体易于触及,可作为计数椎骨序数的重要标志。

(4)两侧髂嵴最高点的连线,约平第3~4腰椎棘突,可作为计数椎骨序数的标志。

五、案例分析题

案例1

1. **答案** 椎间盘由髓核和纤维环构成。

2. **答案** 椎间盘的前方是前纵韧带,椎间盘后方是后纵韧带。

案例2

答案 该关节处于脱位状态,下颌头位于关节结节的前方,不能退回关节窝。

复位时,应先将下颌骨下拉,超过关节结节后,再往后推,使下颌头纳回下颌窝。

案例3

答案 造成瘫痪肌肉如下。

(1)小鱼际(手掌尺侧)萎缩:小指展肌、小指短屈肌、小指对掌肌萎缩。

(2)手指不能收:骨间掌侧肌(3块)、拇收肌。

(3)手指不能展:骨间背侧肌(4块)。

第三章 消化系统

一、名词解释

1. 咽峡:腭垂、腭帆游离缘、两侧腭舌弓及舌根共同围成咽峡,是口腔和咽的分界标志。

2. 麦氏点:右侧髂前上棘与脐连线的中、外1/3交界处称麦氏点。临床上阑尾炎患者此点有明显的触压痛。

3.肝门:脏面正中,有肝左右管,肝固有动脉左右支,肝门静脉左右支和肝的神经、淋巴管等由此出入,称为肝门。

4.胆囊三角:胆囊管、肝总管和肝的脏面围成三角形区域称为胆囊三角,三角内有胆囊动脉通过。

5.咽隐窝:在鼻咽,位于咽鼓管圆枕后上方(咽鼓管圆枕后方与咽后壁之间)的凹陷称咽隐窝,为鼻咽癌的好发部位。

6.梨状隐窝:在喉咽,喉口两侧各有一深凹(喉的两侧和甲状软骨内面之间,黏膜下陷形成的隐窝)称梨状隐窝,为异物易嵌顿滞留的部位。

7.回盲瓣:在回盲口,由回肠末端突入盲肠而形成的上、下两个半月形的黏膜皱襞,称为回盲瓣,有阻止小肠内容物过快流入盲肠和防止大肠内容物逆流到回肠的作用。

8.肝胰壶腹:胆总管最后斜穿十二指肠降部后内侧壁,在此与胰管汇合,形成略膨大的肝胰壶腹,开口于十二指肠大乳头。在肝胰壶腹周围有肝胰壶腹括约肌包绕,胆总管和胰管的末段也各有括约肌包绕。胆汁和胰液由此经开口进入十二指肠。

9.舌乳头:舌上面和边缘的黏膜上有许多小突起称为舌乳头,可分为丝状乳头、菌状乳头、轮廓乳头和叶状乳头。

10.幽门瓣:幽门括约肌及其内面的黏膜向内突出形成的环状皱襞,称为幽门瓣,可延缓胃内容物进入十二指肠的速度,防止胃内容物逆流至胃。

11.齿状线:肛瓣和肛柱的下端共同连成一锯齿状的环形线,称为齿状线,是皮肤和黏膜的分界线。

12.大网膜:是位于胃大弯和横结肠之间的四层腹膜结构,形如围裙,悬垂于结肠和小肠前面,具有重要的防御功能。

二、填空题

1.消化管　　消化腺

2.口腔　　十二指肠　　空肠　　肛管

3.两侧肋弓最低点　　两侧髂结节

4.硬腭　　软腭

5.口腔前庭　　固有口腔

6.牙周膜　　牙槽骨　　牙龈

7.牙冠　　牙颈　　牙根

8.牙质　　牙釉质　　牙骨质

9.血管　　神经　　结缔组织

10.20　乳中切牙　　乳侧切牙　　乳尖牙　　第一乳磨牙　　第二乳磨牙;32　中切牙　侧切牙　　尖牙　　第一前磨牙　　第二前磨牙　　第一磨牙　　第二磨牙　　第三磨牙

11.丝状乳头　　叶状乳头　　菌状乳头　　轮廓乳头

12.对　　伸舌

13.腮腺　　下颌下腺　　舌下腺

14.舌下阜

15 消化道　　呼吸道　　鼻咽　　口咽　　喉咽

16.6　咽　　贲门　　颈部　　胸部　　腹部

17.15　第6颈椎　　25　　第4~5胸椎　　40　　第10胸椎

18.贲门　　第11胸椎　　幽门　　第1腰椎

19.贲门部　　胃底部　　胃体部　　幽门管　　幽门窦

20.左季肋区　　腹上区

21．十二指肠　　　空肠　　　回肠

22．上部　　　降部　　　水平部　　　升部

23．降　　　胆总管　　　胰管　　　75

24．空肠

25．盲肠　　　阑尾　　　结肠　　　直肠　　　肛管

26．升结肠　　　横结肠　　　降结肠　　　乙状结肠

27．结肠带　　　结肠袋　　　肠脂垂

28．右髂前上棘　　　脐

29．右季肋区　　　腹上区　　　左季肋区

30．镰状

31．右侧肋弓　　　右锁骨中线

32．储存　　　胆汁　　　40～60

33．胆囊　　　肝左管　　　肝右管　　　肝总管　　　胆总管

34．肝左管　　　肝右管　　　肝十二指肠　　　胆囊管

35．腹上区　　　左季肋区　　　第1～2腰　　　胃　　　横结肠　　　大网膜　　　下腔静脉　　　胆总管　　　肝门静脉　　　腹主动脉

三、选择题

（一）A1 型题

1．C　　2．E　　3．C　　4．C　　5．A　　6．B　　7．C　　8．B　　9．B　　10．E

11．D　　12．A　　13．A　　14．D　　15．E　　16．B　　17．A　　18．E　　19．E　　20．A

21．E　　22．C　　23．C　　24．D　　25．A　　26．E　　27．B　　28．E　　29．E　　30．B

31．D　　32．D　　33．D　　34．B　　35．E　　36．D　　37．D　　38．A　　39．D　　40．B

（二）A2 型题

41．E　　42．A　　43．D　　44．B　　45．D　　46．D　　47．D　　48．D

（三）B 型题

49．D　　50．A　　51．C　　52．E　　53．B　　54．B　　55．E　　56．C　　57．D　　58．A

（四）X 型题

59．ACD　　60．ABCDE　　61．ADE　　62．ABCD　　63．ACE

64．ABCE　　65．ABD　　66．ABD　　67．ABCDE　　68．ABCD

69．ABCDE　　70．BCDE　　71．ACDE　　72．BC　　73．ABC

74．ABD　　75．BDE　　76．ABCD　　77．ABCDE　　78．ABCE

四、简答题

1．**答案**　肝细胞分泌胆汁—胆小管—小叶间胆管—肝左右管—肝总管—胆总管—肝胰壶腹—十二指肠大乳头—十二指肠

2．**答案**　呈囊袋状，有上下两口（上口为贲门，下口为幽门），上、下两缘和前后两壁；分四部，即贲门部、胃底部、胃体部和幽门部。胃在中等充盈时，大部分位于左季肋区，小部分位于腹上区。

3．**答案**　第1个狭窄在食管的起始处，距中切牙约15cm；第2个狭窄在食管与左主支气管交叉处，距中切牙约25cm；第3个狭窄在食管穿过膈的食管裂孔处，距中切牙约40cm；这些狭窄是异物易滞留的部位，也是食管癌的好发部位。临床上进行食管插管时，要注意勿伤及食管的狭窄处。

4．**答案**　牙按形态和功能可分切牙、尖牙和磨牙3类。其中，恒牙有前磨牙和磨牙，乳牙无前磨牙。临床上，用牙式标示牙的位置，常以被检查者的方位为准，以" ＋ "记号划分上、下 颌和左、右半共4个区。

以罗马数字 Ⅰ～Ⅴ 依次标示,乳中切牙、乳侧切牙、乳尖牙、第一乳磨牙、第二乳磨牙。以阿拉伯数字 1～8 依次标示中切牙、侧切牙、尖牙、第一前磨牙、第二前磨牙、第一磨牙、第二磨牙、第三磨牙。

5. 答案 肝外胆道包括胆囊和输胆管道,肝外胆道包括肝左管、肝右管、肝总管、胆囊管和胆总管等,输胆管道又包括肝左管、肝右管、肝总管、胆总管等。

6. 答案 阑尾常与盲肠一起位于右髂窝内,但变化较大,以回肠后位和盲肠后位多见。由于 3 条结肠带均在阑尾根部集中,故沿结肠带向下追踪,是手术中寻找阑尾的可靠方法。

7. 答案 肛管上端在盆腔平面续直肠,下端终于肛门,被肛门内、外括约肌所包绕,平时处于收缩状态,有控制排便作用。肛管内纵行的黏膜皱襞,称为肛柱。各肛柱下端彼此借半月形黏膜皱襞相连为肛瓣。每一肛瓣与其相邻的两个肛柱下端之间形成开口向上的隐窝,称为肛窦;肛窦内常积存粪便,易感染引起肛窦炎。将连接各肛柱下端与各肛瓣边缘的锯齿状环形线,称为齿状线。齿状线以上被覆黏膜,以下被覆皮肤。

8. 答案 黏膜和黏膜下层向肠腔突出,形成许多环形皱襞;黏膜上皮和固有层向肠腔内突出形成肠绒毛;黏膜上皮吸收细胞游离面的质膜和细胞质突起形成微绒毛;皱襞、肠绒毛和微绒毛三种结构,使小肠的吸收面积增加了 600～750 倍。

五、案例分析题

答案 口腔—咽—食管—胃—十二指肠—空肠—回肠—盲肠—结肠—直肠—肛管—肛门—体外。

第四章　呼吸系统

一、名词解释

1. 肺门:肺的纵隔面与纵隔相邻,其中央为椭圆形的凹陷,称肺门,是支气管、肺动脉、肺静脉、支气管动脉、淋巴管和神经等进出肺之处。

2. 胸膜腔:由脏胸膜、壁胸膜在肺根处相互移行而形成的潜在性间隙;该间隙密闭、负压,内有少量浆液。

3. 肋膈隐窝:由肋胸膜与膈胸膜返折形成的呈半环形间隙,是胸膜腔的最低点。即使深呼吸时,肺的下缘也不能深入其间。

4. 纵隔:是两侧纵隔胸膜之间所有器官和组织结构的总称。

5. 易出血区:鼻中隔的前下部黏膜较薄,血管丰富而表浅,受外伤或干燥空气刺激后,血管易破裂出血,故称为易出血区。

6. 声门裂:喉腔内,左、右声襞及杓状软骨底部之间的裂隙称声门裂,为喉腔最狭窄的部位。声门裂可分两侧声襞之间的膜间部和两杓状软骨底部之间的软骨间部,膜间部与发音有关。

7. 肺段:每个肺段支气管及其所属的肺组织构成一个肺段。肺段呈尖朝向肺门,底朝向肺表面的圆锥形。

8. 上呼吸道:临床上常将鼻、咽喉合称为上呼吸道。

9. 肺小叶:每条细支气管及其各级分支和其所属的肺泡构成一个肺小叶。肺小叶是肺形态与功能的最基本单位。

10. 喉腔:是由喉软骨、韧带、纤维膜、喉肌和喉黏膜共同围成的管腔。

11. 喉中间腔:从喉口至前庭裂水平面之间的部分,称喉前庭。前庭裂和声门裂之间的部分,称喉中间腔。

12. 气管杈:位于食管前方,上至第 6 颈椎,向下达胸骨角平面,分为左、右主支气管,分叉处称气管杈。

二、填空

1. 肺　　呼吸道

2. 鼻　　咽　　喉　　气管　　各级支气管

3. 额窦　　筛窦　　上颌窦　　蝶窦

4. 甲状软骨　　会厌软骨　　环状软骨　　杓状软骨

5. 喉咽　　气管　　喉口　　前庭裂(或前庭襞)　　声门裂(或声襞)　　喉前庭　　喉中间腔
声门下腔　　声门下腔

6. 斜裂　　水平裂　　斜裂

7. 第6肋　　第8肋　　第10肋

8. 上颌窦　　蝶窦　　额窦　　筛窦

9. 甲状软骨　　环状软骨　　会厌软骨　　杓状软骨

10. 颈　　胸　　胸　　颈

11. 胸廓上口　　颈根　　2～3(或2.5)

12. 鼻前庭　　固有鼻腔

13. 鼻中隔前下部

14. 肺尖　　2～3cm

15. 胸膜顶　　肋胸膜　　膈胸膜　　纵隔胸膜

16. 鼻　　咽　　喉　　气管　　各级支气管

17. 主支气管　　肺动脉　　肺静脉　　淋巴管　　神经

18. 6　　8　　10

19. 8　　10　　11

20. 胸骨　　脊椎胸段　　纵隔胸膜　　胸廓上口　　膈

三、选择题

(一)A1型题

1. C　2. A　3. A　4. B　5. B　6. C　7. E　8. E　9. D　10. C

11. D　12. C　13. B　14. D　15. A　16. A　17. B　18. A　19. C　20. D

21. C　22. D　23. B　24. D　25. A　26. E　27. A　28. B　29. B　30. C

(二)A2型题

31. B　32. E　33. B　34. D　35. B　36. C

(三)B型题

37. E　38. C　39. D　40. B　41. B　42. E　43. C　44. E　45. E　46. B

47. E　48. C　49. E

(四)X型题

50. CD　51. ABCD　52. BCE　53. CD　54. ABD　55. ABDE

56. BC　57. BCDE　58. ABE　59. BDE　60. ACDE

四、简答题

1. **答案**　(1)肺尖体表投影经胸廓上口突入颈根部,在锁骨内侧1/3段上方2～3cm。

(2)肺下界体表投影如下。

标志线	锁骨中线	腋中线	肩胛骨	接近脊柱处
肺下界	第6肋	第8肋	第10肋	平第10胸椎棘突

2. **答案**　(1)穿刺部位在第2肋间隙。

（2）层次：皮肤—浅筋膜—胸大肌—肋间外肌—肋间内肌—胸横肌—胸横筋膜—壁胸膜—胸膜腔

3.答案 鼻旁窦共4对，它们分别位于同名骨内。其中，额窦（位于额骨鳞部内外板之间）开口于中鼻道；上颌窦（位于上颌骨体内）开口于中鼻道；筛窦（位于上筛骨迷路内）前、中群开口于中鼻道，后群开口于上鼻道；蝶窦（位于蝶骨体内）开口于蝶筛隐窝。

4.答案 气管位于食管的前方，上接环状软骨下缘，下至胸骨角平面（平第4、5胸椎体之间的平面）分为左、右主支气管。按气管的行程和位置，可将其分为颈部和胸部。气管颈部沿颈前正中线下行，在胸骨颈静脉切迹上方可触及，其前方有舌骨下肌群等覆盖。气管胸部位于后纵隔内。

由于右主支气管比左侧者粗短而且陡直，气管隆嵴偏左及右肺通气量较大等因素，气管内的异物常易堕入右侧主支气管。

5.答案 呼吸系统由肺外呼吸道和肺组成，其中肺外呼吸道包括鼻、咽、喉、气管、主支气管。肺主要由肺内各级支气管和肺泡组成。临床上通常把鼻、咽、喉称为上呼吸道。

6.答案 喉腔的两侧壁有上、下两对黏膜皱襞，上方一对为前庭襞，下方一对为声襞。两侧前庭襞间的裂隙为前庭裂，两侧声襞及杓状软骨之间的间隙为声门裂。

7.答案 左肺因受心脏挤压，外形窄而长，其前缘形成一心切迹和左肺小舌。右肺因膈下的肝向上隆起，外形宽而短。左肺有斜裂将左肺分为上、下两叶。右肺除了有斜裂，还有水平裂，两条裂将右肺分为上、中、下三叶。

8.答案 上颌窦位于上颌骨内，是鼻旁窦中最大的一对。上颌窦窦腔大，底邻近上颌磨牙牙根，此处骨质薄弱，牙根感染常波及上颌窦，引起牙源性上颌窦炎。临床上鼻旁窦的炎症以上颌窦炎多见。

9.答案 鼻或口—咽—喉—气管—主支气管—肺叶支气管—肺段支气管—小支气管—细支气管—终末细支气管—呼吸性细支气管—肺泡管—肺泡囊—肺泡。

10.答案 位于肋胸膜和膈胸膜相互移行处也称肋膈窦，为半月形间隙，是胸膜腔最低的部位。当胸膜发生炎症的渗出液首先积聚于此处，为临床胸膜腔穿刺抽液的部位，也是炎症后易发生粘连的部位。

五、案例分析题

1. COPD的病因为吸烟、感染因素、理化因素、气候、过敏因素和其他因素。

2. 慢性支气管炎的症状表现为慢性咳嗽、咳痰、喘息及反复感染。体征为急性发作期可在背部或双肺底听到散在的干、湿性啰音，咳嗽后减少或消失。喘息型慢性支气管炎可听到哮鸣音和呼气延长。

肺气肿的主要症状是在咳嗽、咳痰的基础上出现逐渐加重的呼吸困难。体征为肺气肿体征。

3. 家庭氧疗的指征：① $PaO_2 \leq 55mmHg$ 或 $SaO_2 \leq 88\%$，有或没有高碳酸血症。② PaO_2 为 $55 \sim 60mmHg$ 或 $SaO_2 < 89\%$，并有肺动脉高压、心力衰竭水肿或红细胞增多症（血细胞比容 > 0.55）

第五章 泌尿系统

一、名词解释

1. 肾门：为肾内侧缘中部的凹陷，是肾动脉、肾静脉、肾盂、神经及淋巴管出入的门户。

2. 膀胱三角：在膀胱底的内面，两侧输尿管口和尿道内口之间的三角形区域称膀胱三角，此三角内的黏膜无论膀胱充盈与空虚均光滑无皱襞，是结核和肿瘤的好发部位。

3. 肾区：肾门在腰背部的体表投影位置，一般在竖脊肌外侧缘与第12肋所形成的夹角处，临床上称此处为肾区。

4. 肾窦：肾门向肾内续于一个由肾实质围成的腔，称肾窦。肾大盏、肾小盏、肾盂、肾动脉的主要分支、肾静脉的主要属支及脂肪组织等容纳其中。

5. 肾蒂：出入肾门的所有结构被结缔组织包裹成束，称肾蒂，左侧稍长。

6. 前尿道：男性尿道全长可分3部，临床上把尿道海绵体部称为前尿道。

7. 后尿道:男性尿道全长可分 3 部,临床上把尿道前列腺部和膜部称为后尿道。

8. 肾乳头:肾锥体尖端圆钝,朝向肾窦内称为肾乳头,上面有尿液流出的小孔。

9. 肾段:肾段动脉所分布区域的肾组织称为一个肾段。

10. 肾柱:肾皮质伸入到肾锥体之间的部分,称为肾柱。

二、填空题

1. 肾　　输尿管　　膀胱　　尿道

2. 纤维囊　　脂肪囊　　肾筋膜

3. 第 12 胸椎　　第 3 腰椎　　肾上腺

4. 输尿管起始处　　跨越小骨盆上口处　　斜穿膀胱壁处

5. 子宫　　阴道

6. 腹段　　盆段　　壁内段

7. 左　　右输尿管口　　尿道内口

8. 膀胱尖　　膀胱底　　膀胱体　　膀胱颈

9. 精囊　　输精管壶腹　　直肠

10. 短　　宽　　直　　排尿

11. 浅　　红褐　　肾小体　　肾小管　　肾柱

12. 深　　肾小管　　15　　20　　肾锥体

13. 第 1 腰椎

14. 中部　　上部

15. 肾皮质　　肾髓质

16. 肾血管　　肾被膜　　肾邻近器官　　腹内压

17. 输尿管　　尿道内口

18. 输尿管间襞　　输尿管口

19. 肾窦

20. 后面　　高　　女　　男　　低　　髂嵴

三、选择题

（一）A1 型题

1. D　　2. D　　3. C　　4. D　　5. C　　6. D　　7. B　　8. B　　9. C　　10. A

11. A　　12. B　　13. D　　14. C　　15. E　　16. C　　17. C　　18. D　　19. D　　20. C

21. B　　22. E　　23. B　　24. A　　25. E　　26. B　　27. B　　28. B　　29. B　　30. A

31. C　　32. D　　33. C　　34. A　　35. A

（二）A2 型题

36. C　　37. E　　38. E　　39. B　　40. C

（三）B 型题

41. B　　42. C　　43. A　　44. E　　45. C　　46. A　　47. A　　48. B

（四）X 型题

49. AB　　　50. ABCE　　51. ABDE　　52. ABDE　　53. ACE

54. ABCDE　55. ABDE　　56. ABCE　　57. CDE　　58. ABD

59. ABCE　　60. CD

四、简答题

1. **答案**　泌尿系统由肾(产生尿液)、输尿管(输送尿液)、膀胱(贮存尿液)和尿道(排出尿液)组成。

具有排出代谢产物和多余水分、维持电解质平衡、内分泌等功能。

2.**答案** 肾皮质(肾表层):产生尿。肾髓质:集合小管—肾锥体—肾乳头—肾小盏—肾大盏—肾盂—输尿管—膀胱—尿道—排出体外。

3.**答案** 给男性患者插导尿管需依次经尿道外口和尿道内口,经过的部位依次为尿道海绵体部、尿道膜部和尿道前列腺部。先将阴茎向上提起,使耻骨前弯变直,再小心通过耻骨下弯。整个经过途径可综合如下:尿道外口—尿道海绵体部—尿道膜部—前列腺部—尿道内口—膀胱。

4.**答案** 输尿管分为腹部、盆部和膀胱壁内部。上狭窄位于输尿管的起始处,中狭窄位于输尿管跨越小骨盆上口处,下狭窄在输尿管壁内段。

5.**答案** 膀胱三角位于膀胱底的黏膜面,在两侧的输尿管口与尿道内口之间,此处缺乏黏膜下组织,无论膀胱处于何种功能状态,都光滑无黏膜皱襞,为结核和肿瘤的多发部位。

6.**答案** 肾位于脊柱两侧,左肾上端平第 11 胸椎下缘,下端平第 2 腰椎下缘,右肾上端平第 12 胸椎上缘,下端平第 3 腰椎上缘。第 12 肋斜过左肾后面的中部,右肾后面的上部,肾门平第 1 腰椎。肾后上 1/3 借膈与肋膈隐窝相隔,下 2/3 与腹横肌、腰大肌外缘、腰方肌相邻。右肾前面邻接十二指肠降部、肝、结肠右曲和空肠,左肾前面邻接胃、胰、脾、空肠和结肠左曲等。

五、案例分析题

男性患者结石排出体外所经的狭窄部依次为:①输尿管上狭窄(输尿管起始处);②输尿管中狭窄(输尿管越过小骨盆入口处);③输尿管下狭窄(输尿管壁内部);④尿道内口;⑤尿道膜部;⑥尿道外口。

第六章　生殖系统

一、名词解释

1.精索:为一对圆索状结构,从睾丸上端延伸至腹股沟管深环,由输精管、睾丸动脉、蔓状静脉丛、神经、淋巴管等结构及外包三层被膜构成。

2.子宫峡:子宫颈与子宫体相交处稍窄细,称子宫峡,非妊娠期仅 1cm,自妊娠末期可长达 7～11cm,产科常在此行剖腹取胎手术。

3.阴道穹:阴道上端环绕子宫颈阴道部,两者之间形成环形凹陷称阴道穹,可分为前部、后部和两侧部,后部最深,并与直肠子宫陷凹相邻,临床上通常在此穿刺或引流。

4.月经周期:自青春期到绝经期,在卵巢分泌的雌激素和孕激素的周期性作用下,子宫内膜功能层每 28 天左右发生一次脱落、出血、修复和增生,这种周期性变化称月经周期。

5.产科会阴:是指肛门与外生殖器之间狭小区域的软组织。

二、填空题

1.精曲小管　　附睾　　输精管　　射精管　　尿道

2.输精管　　睾丸动脉　　蔓状静脉丛

3.上端　　后缘　　暂时储存精子　　促进精子发育成熟

4.阴茎海绵体　　尿道海绵体

5.膀胱　　直肠　　前倾前屈位

6.卵巢　　输卵管

7.前列腺部　　膜部　　海绵体部　　膜部

8.睾丸部　　精索部　　腹股沟管部　　盆部　　精索部

9.倒置梨形　　子宫底　　子宫体　　子宫颈　　子宫体　　子宫颈

10.输卵管子宫部　　输卵管峡　　输卵管壶腹　　输卵管漏斗

11.前　　中　　后　　侧　　中叶　　尿道　　排尿　　后叶

12. 子宫阔韧带 子宫圆韧带 子宫主韧带 骶子宫韧带

13. 输卵管伞

14. 输卵管子宫部 输卵管峡部 输卵管壶腹部 输卵管漏斗部

15. 精囊 前列腺 尿道球腺

16. 海绵体部 前列腺部 膜部

17. 耻骨下弯 耻骨前弯

18. 壶腹部 输卵管峡部

三、选择题

（一）A1 型题

1. A 2. C 3. C 4. B 5. D 6. B 7. C 8. B 9. D 10. C

11. B 12. E 13. E 14. C 15. D 16. A 17. C 18. C 19. B 20. D

21. E 22. C 23. C 24. C 25. A 26. B

（二）A2 型题

27. C 28. C 29. D 30. B

（三）B 型题

31. D 32. B 33. C 34. A 35. C 36. A 37. B 38. D

（四）X 型题

39. AD 40. ACE 41. AC 42. ABCD 43. ABCD 44. ACE

45. DE 46. AC 47. CDE 48. ABCD 49. ABCDE

四、简答题

1. **答案** 精子由精曲小管壁的上皮产生。精子—精曲小管—精直小管—睾丸网—睾丸输出小管—附睾—输精管—射精管—尿道前列腺部—尿道膜部—尿道海绵体部—尿道外口—体外。

2. **答案** 正常成人未受孕的子宫呈前后稍扁的倒置梨形，位于骨盆腔中部，膀胱和直肠之间，可分为三部分，分别是子宫底、子宫体、子宫颈。

3. **答案** 固定子宫的韧带有：①子宫阔韧带，限制子宫向两侧移动；②子宫圆韧带，维持子宫前倾位；③子宫主韧带，固定子宫颈，防止子宫下垂；④骶子宫韧带，维持子宫前屈位。

4. **答案** 输卵管可分为：输卵管子宫部、输卵管峡部、输卵壶腹部、输卵管漏斗部，结扎部位通常在输卵管峡。输卵管漏斗周缘有许多长短不一的指状突起，称输卵管伞，临床上可作为辨别输卵管的标志结构。

5. **答案** 男性尿道的三个狭窄为尿道内口、尿道外口、尿道膜部；两个弯曲为耻骨前弯、耻骨下弯。

6. **答案** 女性生殖系统主要由卵巢、输卵管、子宫、阴道等器官组成。

五、案例分析题

1.（1）**答案** 输卵管通液术的导管依次经过：阴道口—阴道—子宫口—子宫颈管—子宫颈管的上口—子宫腔。

（2）**答案** 如用器械堵住子宫颈管的上口，并缓慢将 20mL 生理盐水注入子宫腔，患者无不适感，意味着输卵管通畅。此生理盐水由子宫腔—两侧输卵管子宫口—两侧输卵管—两侧输卵管腹腔口—腹膜腔。

2. **答案** 输卵管妊娠破裂大出血时，腹膜腔内的积血在半卧位时最先积于直肠子宫陷凹，因为在半卧位时直肠子宫陷凹是腹膜腔的最低点。若进行阴道穹后部穿刺，针尖依次经过：阴道口—阴道—阴道穹后部—直肠子宫陷凹—抽出积血。

第七章　脉管系统

一、名词解释

1. 体循环:动脉血—左心室—主动脉—各级分支—全身毛细血管—小静脉—中、大静脉—上、下腔静脉—右心房。其生理意义:血液在全身毛细血管处与周围组织和细胞进行物质交换,以动脉血营养全身各部的组织器官,而将其代谢产物运回心。

2. 肺循环:回心的静脉血—右心房—右心室—肺动脉干—左、右肺动脉—肺内毛细血管—肺静脉各级属支—左、右肺静脉—左心房。生理意义:血液在肺内毛细血管处与外界空气进行气体交换,排除二氧化碳,吸进氧气。

3. 三尖瓣:附着在右房室口纤维环上的瓣膜,称为三尖瓣。三尖瓣有前(尖)瓣、后(尖)瓣和隔(侧尖)瓣。瓣膜边缘借腱索连于室壁的乳头肌。

4. 二尖瓣:附着于左房室口周围纤维环上的瓣膜,称为二尖瓣。二尖瓣有前(尖)瓣和后(尖)瓣。瓣膜借腱索连于室壁的乳头肌。

5. 窦房结:是位于上腔静脉与右心耳之间的心外膜深面,为心正常起搏点。

6. 房室结:位于冠状窦口与右房室口之间的心内膜深面,房室结在正常情况下接受窦房结传来的冲动,再住下传给房室束。当窦房结冲动的产生或传导发生障碍时,房室结可产生冲动,但节律较慢,为潜在的起搏点。

7. 心包:是包裹心和出入心的大血管根部的圆锥形纤维浆膜囊,分内、外两层,外层为纤维心包,内层是浆膜心包。

8. 动脉:是运送血液离心的管通,其管壁较厚,可分为3层动脉,在行程中不断分支,逐渐分支成为大动脉、中动脉、小动脉,小动脉移行为毛细血管。

9. 静脉:引导血液回心的血管。其管壁较同级伴行动脉薄,腔较大,弹性小,小静脉起于毛细血管逐渐汇合成为中等静脉、大静脉,最后注入心房。

二、填空题

1. 心血管　　淋巴

2. 中纵隔　　前正中线的左侧　　左前下方　　7~9

3. 在左侧第5肋间隙　　左锁骨中线内侧1~2cm

4. 尺动脉末端　　桡动脉掌浅支

5. 上腔静脉口　　下腔静脉口　　冠状窦口

6. 右房室口　　三尖瓣　　肺动脉口　　肺动脉

7. 左肺上静脉口　　左肺下静脉口　　右肺上静脉口　　右肺下静脉口　　左房室口

8. 左冠状动脉　　右冠状动脉　　升主动脉根部

9. 窦房结　　房室结　　房室束

10. 窦房结　　上腔静脉　　右心耳　　心外膜

11. 升主动脉　　主动脉弓　　胸主动脉　　腹主动脉

12. 头臂干　　左颈总动脉　　左锁骨下动脉

13. 外耳门　　颞浅

14. 指根两侧　　指掌侧固有动脉

15. 腹腔干　　肠系膜上动脉　　肠系膜下动脉

16. 肝固有动脉右支　　回结肠

17. 上腔静脉系　　下腔静脉系　　心静脉系

18. 食管静脉丛　　直肠静脉丛　　脐周静脉网

19. 左右髂总静脉　　腔静脉孔　　右心房

20. 足背静脉网的内侧　　前　　股静脉

21. 足背静脉网的外侧　　后　　腘静脉

22. 脾静脉　　肠系膜上静脉

23. 乳糜池　　左静脉角　　右静脉角

24. 淋巴管道　　淋巴器官　　淋巴组织

25. 淋巴结　　脾

26. 毛细淋巴管　　淋巴管　　淋巴干　　淋巴导管

27. 毛细淋巴管　　瓣膜　　浅　　深

28. 颈干　　锁骨下干　　支气管纵隔干　　腰干　　肠干

29. 胸导管　　右淋巴导管

30. 腹腔淋巴结　　肠系膜上淋巴结　　肠系膜下　　乳糜池

31. 膈　　脏　　前　　后　　上　　下

32. 肝左　　右叶　　右支

33. 胃网膜右动脉　　十二指肠上动脉

34. 甲状腺上动脉　　甲状腺下动脉　　颈外动脉　　甲状颈干

35. 回结肠动脉　　阑尾系膜

36. 膈　　肾上腺

37. 主动脉裂孔　　胸主动脉　　左　　右髂总动脉

38. 壁支　　脏支

39. 腰动脉　　膈下动脉　　骶正中动脉

40. 腹后壁　　脊髓　　被膜

三、选择题

（一）A1 型题

1. E	2. E	3. B	4. B	5. B	6. D	7. D	8. B	9. A	10. B
11. D	12. A	13. C	14. D	15. C	16. D	17. C	18. D	19. A	20. C
21. D	22. A	23. A	24. A	25. A	26. C	27. A	28. C	29. D	30. D
31. E	32. B	33. D	34. C	35. C	36. C	37. D	38. C	39. D	40. E
41. C	42. E	43. A	44. E	45. A	46. E	47. E	48. C	49. D	50. C
51. D	52. E	53. C	54. D	55. D	56. B	57. E	58. C	59. D	60. B

（二）A2 型题

61. A	62. C	63. D	64. A	65. A	66. B	67. B	68. C	69. A

（三）B 型题

70. C	71. B	72. E	73. A	74. C	75. D	76. B	77. C	78. B	79. A
80. D	81. C	82. A	83. D	84. E	85. B	86. C	87. A	88. D	89. C
90. A	91. E	92. B	93. A	94. B	95. E	96. D	97. E	98. D	
99. A	100. B	101. D	102. B	103. C					

（四）X 型题

104. CD	105. ABC	106. ACD	107. ACD	108. ABDE
109. ABC	110. CDE	111. ABC	112. BC	113. ABCE

114. ABC   115. BCDE   116. ABC   117. ACDE   118. CE

119. BCE   120. ACD   121. BCDE   122. ABCD   123. BDE

124. BCE   125. ABDE   126. ABCD   127. BCD   128. ACD

129. BCDE   130. BC   131. BCD   132. ABCDE   133. BCDE

四、简答题

1. **答案**　①动脉是引血出心的血管,起于心室,血流速度较快,内压高,管腔细,管壁厚,弹性强;②静脉是引血回心的血管,起于毛细血管,血流速度较慢,内压低,管腔粗,管壁薄,弹性弱。

2. **答案**　体循环包括上腔静脉系、下腔静脉系(含肝门静脉系)和心静脉系。

3. **答案**　上腔静脉由左头臂静脉、右头臂静脉合成;其属支有左头臂静脉、右头臂静脉和奇静脉。

4. **答案**　头臂静脉由同侧颈内静脉和锁骨下静脉在胸锁关节后方汇合而成。其属支有颈内静脉、锁骨下静脉、椎静脉、胸廓内静脉和甲状腺下静脉等。

5. **答案**　颈内静脉在颈静脉孔处起于乙状窦;其属支除接收乙状窦的静脉血外,还有面静脉、下颌后静脉、舌静脉、甲状腺上静脉和甲状腺中静脉等属支。

6. **答案**　下腔静脉由左、右髂总静脉合成;其属支有:左、右髂总静脉、膈下静脉、腰静脉、右侧睾丸静脉(卵巢静脉)、肾静脉、右肾上腺静脉和肝静脉。

7. **答案**　肝门静脉由肠系膜上静脉与脾静脉在胰头和胰体交界处的后方汇合而成。

其特点为:介于两端毛细血管网之间,无静脉瓣,收集腹腔内不成对脏器(肝脏除外)的静脉血。

8. **答案**　肝门静脉的主要属支有肠系膜上、下静脉,胃左、右静脉,脾静脉,胆囊静脉和附脐静脉。

9. **答案**　上腔静脉收集头颈、上肢、胸壁及部分胸腔脏器和脐以上腹前外侧壁的静脉血。

10. **答案**　面静脉的特点是无静脉瓣,其与海绵窦相交通的途径有两条。①面静脉—内眦静脉—眼上静脉—海绵窦;②面静脉—面深静脉—翼静脉丛—海绵窦。

11. **答案**　肝门静脉与上、下腔静脉系之间主要通过食管静脉丛、直肠静脉丛、脐周静脉网形成吻合。

12. **答案**　全身的淋巴干共9条,分别是左、右颈干,左、右锁骨下干,左、右支气管纵隔干,左、右腰干和肠干。

五、案例分析题

案例1

1. **答案**　抗生素从左头静脉注入,依次途经顺序为:抗生素—左头静脉—左腋静脉—左锁骨下静脉—左头臂静脉—上腔静脉—右心房—右心室—肺动脉干—左、右肺动脉—左、右肺的肺泡周围毛细血管网—左、右各2条肺静脉—左心房—左心室—升主动脉—主动脉弓—胸主动脉—腹主动脉—肠系膜上动脉—回结肠动脉—阑尾动脉—阑尾。

案例2

答案　经头静脉滴注抗生素,药物到达患处途经顺序为:头静脉—腋静脉—锁骨下静脉—头臂静脉—上腔静脉—右心房—右心室—肺动脉—肺毛细血管—肺静脉—左心房—左心室—主动脉—头臂干—右锁骨下动脉—腋动脉—肱动脉—桡动脉—第1掌背动脉(或拇主要动脉)—大拇指。

第八章　感觉器

一、名词解释

1. 感受器:是指能接受机体内、外环境各种不同的刺激并转为神经冲动的结构,分为一般感受器和特殊感受器。

2. 房水:指是充满于眼房内无色透明的液体,具有屈光、营养角膜和晶状体、维持眼内压的作用。

3. 视神经盘:是指视网膜后部稍偏鼻侧处,由视神经纤维汇集成白色圆盘状的隆起。此处无视细胞,无感光功能,故称为生理盲点。

4.听骨链:是指鼓室内锤骨、砧骨和镫骨借关节相连结构成听骨链,可将鼓膜振动的压强放大,传入耳内。

5.屈光系统:是由角膜、房水、晶状体和玻璃体构成。

二、填空题

1. 眼球　　眼副器

2. 眼球壁　　眼球内容物

3. 眼球纤维膜　　眼球血管膜　　眼球视网膜

4. 角膜　　巩膜

5. 虹膜　　睫状体　　脉络膜

6. 瞳孔括约肌　　瞳孔开大肌

7. 房水　　晶状体　　玻璃体

8. 收缩　　松弛　　变凸增厚

9. 舒张　　拉紧　　变薄

10. 眼睑　　结膜　　泪器　　眼外肌

11. 泪腺　　泪道

12. 上睑提肌　　上斜肌　　下斜肌　　上直肌　　下直肌　　内直肌　　外直肌

13. 耳郭　　外耳道　　鼓膜

14. 鼓室　　咽鼓管　　乳突窦和乳突小房

15. 骨半规管　　前庭　　耳蜗

16. 膜半规管　　椭圆囊　　球囊　　蜗管

17. 外耳　　中耳　　内耳

18. 松弛部　　紧张部　　鼓膜脐

19. 睫状体　　眼后房　　虹膜角膜角

20. 眼底镜

21. 锤骨　　砧骨　　镫骨

22. 两条　　空气传导　　骨传导

23. 角化的复层扁平上皮

24. 表皮　　真皮　　16%

25. 毛发　　皮脂腺　　汗腺　　指(趾)甲

26. 汗腺

27. 视杆细胞　　视锥细胞

28. 椭圆囊斑　　球囊斑　　壶腹嵴　　螺旋器

29. 真皮　　皮下组织

三、选择题

(一)A1 型题

1. B	2. B	3. A	4. D	5. C	6. A	7. D	8. A	9. C	10. A
11. D	12. B	13. B	14. D	15. A	16. C	17. E	18. A	19. A	20. C
21. A	22. D	23. B	24. E	25. D	26. C	27. E	28. A	29. D	30. E
31. A	32. E	33. B	34. D	35. B	36. D	37. C	38. D	39. D	40. D
41. B	42. C	43. D	44. B	45. E					

（二）A2 型题

46. B　　47. B　　48. E　　49. B　　50. B

（三）B 型题

51. E　　52. B　　53. B　　54. D　　55. B　　56. C　　57. C　　58. A　　59. D　　60. B

61. C　　62. B　　63. E　　64. B　　65. C

（四）X 型题

66. ABD　　67. BD　　68. ABE　　69. CDE　　70. ABC

71. CDE　　72. AB　　73. CD　　74. BCDE　　75. BC

76. ABC　　77. ABCD　　78. CDE　　79. ABDE　　80. ABCE

81. ABDE　　82. ABD　　83. ABCD　　84. ABCDE　　85. CD

四、简答题

1. 答案　房水由睫状体产生后，由眼后房经瞳孔入眼前房，然后经虹膜角膜角渗入巩膜静脉窦，最后汇入眼静脉。房水的功能是营养角膜和晶状体并维持眼内压。

2. 答案　光线—角膜—前房房水—瞳孔—后房房水—晶状体—玻璃体—刺激感光细胞—双极细胞—节细胞—视神经—脑。

3. 答案　视近物时，睫状肌收缩，向前牵引睫状突睫，睫状小带松弛，晶状体则由于本身的弹性而变凸，特别是前部凸度增大，曲光力度加强，使近处物体在视网膜上。

4. 答案　鼓室为颞骨岩部内的含气小腔。上壁分隔鼓室与颅中窝，下壁为颈静脉壁，与颈内静脉起始部相邻。前壁为颈动脉壁，即动脉管的后壁，此壁甚薄，借骨板分隔鼓室与颈内动脉。后壁也称乳突壁，上部有乳突窦的开口。外侧壁为鼓膜壁。内侧壁又称迷路壁，后部有前庭窗与蜗窗。

5. 答案　声源—耳郭（收集声波）—外耳道（传导声波）—鼓膜（将声波转换成振动）—听骨链—前庭窗—前庭阶外淋巴的波动—前庭膜—蜗管—内淋巴—基底膜—螺旋器。

五、案例分析题

答案　拟诊:咽炎（扁桃体炎）伴发中耳炎。

诊断依据:小儿咽鼓管短、宽、直,咽部感染易经咽鼓管蔓延到鼓室,引起中耳炎。检查发现外耳道流脓,说明鼓室已有炎症,大量分泌物排出。

第九章　神经系统

一、名词解释

1. 灰质:在中枢神经系统内,神经元胞体和树突集聚之处,在新鲜标本上呈灰色,故称灰质。

2. 白质:在中枢神经系统内,神经纤维集聚之处,因神经纤维外包髓鞘,色泽苍白,故称白质。

3. 皮质:在中枢神经系统内,神经元胞体和树突集聚之处,在新鲜标本上呈灰色,故称灰质。在大脑、小脑表面形成的灰质称皮质。

4. 神经核:在中枢神经系统内,形态与功能相似的神经元胞体集聚成团,称神经核。

5. 网状结构:在中枢神经系统内,神经纤维（白质）交织成网,网眼内含有分散的神经元或较小的核团（灰质）,这些区域称网状结构。

6. 突触:机体内,神经元与神经元之间,神经元与效应器之间特化的接触区域称突触。

7. 硬膜外隙:硬脊膜与椎管内骨膜之间的狭窄腔隙称硬膜外隙,是临床上硬膜外麻醉的注药部位。

8. 内囊:是位于尾状核、豆状核、背侧丘脑之间的联系大脑皮质和髓质的上下行纤维白质板。其在水平切面上呈"×"形,分为内囊前肢、内囊膝、内囊后肢三部分。

9. 大脑动脉环:又称 Willis 环,在脑的底部,由前交通动脉、大脑前动脉、颈内动脉、后交通动脉、大脑后动脉吻合而成。通过此环的存在和调节,脑的血流得到了重新分配,脑缺血部分得到了补偿,从而维持了脑的营养和机能活动。

10.＂三偏＂综合征:内囊是大脑投射纤维高度集中的区域,所以此处的病灶即使不大,也可导致患者对侧半身深感觉障碍和浅感觉障碍、对侧半身随意运动障碍、双眼对侧半视野偏盲,即临床上所谓的＂三偏＂综合征。

二、填空题

1. 神经系统

2. 中枢神经系统　　周围神经系统

3. 脑　　脊髓

4. 脑神经　　脊神经

5. 神经元　　神经胶质

6. 假单极神经元　　双极神经元　　多级神经元

7. 传入(感觉)神经元　　传出(运动)神经元　　中间(联络)神经元

8. 胞体　　突起

9. 椎管　　枕骨大孔　　第1腰椎体下缘　　第3腰椎体下缘

10. 31　　四　　8　　12

11. 第1～4颈神经　　胸锁乳突肌后缘中点

12. 腋神经

13. 第5～8颈神经前支和第1胸神经前支大部分　　斜角肌间隙

14. 梨状肌下孔　　大转子

15. 胫神经　　腓总神经

16. 第2胸椎　　第4胸椎　　第10胸椎

17. 中脑　　脑桥　　延髓

18. 中央沟　　顶枕沟　　外侧沟

19. 背侧丘脑　　尾状核　　豆状核

20. 硬膜　　蛛网膜　　软膜

21. 蛛网膜下腔　　脑脊液

22. 颈内动脉　　椎动脉

23. 椎动脉　　节段性动脉

24. 膈肌

25. 尺神经　　桡神经

26. 坐骨神经

27. 眼神经　　上颌神经　　下颌神经

28. 迷走神经

29. 各脑室内的脉络丛　　150

30. 颅后窝内　　绒球小结叶(古小脑)　　前叶(旧小脑)　　后叶(新小脑)

31. 小脑扁桃体　　小脑扁桃体疝(也称:枕骨大孔疝)

32. 背侧丘脑　　上丘脑　　下丘脑　　底丘脑　　后丘脑

33. 下丘脑

34. 室间孔

35. 优势半球

36. 额下回后部　　角回

37. 椎动脉

38. 大脑后动脉

39. 前根　　后根

三、选择题

（一）A1 型题

1. B　　2. E　　3. B　　4. D　　5. B　　6. B　　7. C　　8. D　　9. C　　10. D

11. E　　12. D　　13. A　　14. D　　15. C　　16. A　　17. D　　18. A　　19. A　　20. E

21. C　　22. B　　23. A　　24. D　　25. C　　26. D　　27. C　　28. E　　29. D　　30. D

31. B　　32. B　　33. A　　34. B　　35. D　　36. C　　37. E　　38. E　　39. B　　40. B

41. C　　42. C　　43. C　　44. B　　45. C　　46. B　　47. D　　48. A　　49. A　　50. B

（二）A2 型题

51. D　　52. C　　53. D　　54. E　　55. D　　56. B　　57. B　　58. B

（三）B 型题

59. A　　60. B　　61. D　　62. E　　63. C　　64. A　　65. B　　66. E　　67. D　　68. C

69. B　　70. A　　71. E　　72. D　　73. C　　74. B　　75. C　　76. A　　77. D　　78. E

79. B　　80. A　　81. B　　82. C　　83. E　　84. B　　85. E　　86. A　　87. C　　88. D

（四）X 型题

89. CE　　　90. ABC　　　91. CDE　　　92. ABCDE　　　93. AC

94. ABC　　95. ABDE　　96. AB　　　97. ABCD　　　98. ADE

99. ABC　　100. ABC　　101. ABCDE　　102. ABC　　　103. ABCD

104. ABC　　105. AB　　106. ABCDE　　107. ABCDE　　108. AB

109. ABC　　110. ABCDE　　111. AB　　112. ABC　　　113. ABCDE

114. ABCDE　　115. ABCD　　116. ABC　　117. ABCDE　　118. ABC

四、简答题

1. **答案**　内囊是位于背侧丘脑、尾状核和豆状核之间的,联系大脑皮质、间脑和脑干的上行纤维白质板和下行纤维白质板,呈"×"形,分为内囊前肢、内囊后肢和内囊膝三部分。当一侧内囊损伤时,可出现对侧半躯体感觉障碍、对侧半躯体运动障碍和双眼对侧半视野偏盲症状,即"三偏综合征"。

2. **答案**　（1）产生部位:各脑室脉络丛产生。

（2）循环路径:左、右侧脑室—室间孔—第三脑室—中脑水管—第四脑室—正中孔和左、右外侧孔—蛛网膜下隙—蛛网膜粒—上矢状窦—颈内静脉—上腔静脉—右心房。

3. **答案**　臂丛的组成:由第 5～8 颈神经前支和第 1 胸神经前支一部分组成。

臂丛的穿行:从斜角肌间隙穿出后,进入腋窝。

（1）胸长神经:支配前锯肌。

（2）胸背神经:分布于背阔肌。

（3）肌皮神经:分布于喙肱肌、肱二头肌、肱肌及前臂外侧皮肤。

（4）正中神经:分布于前臂屈肌群(除肱桡肌、尺侧腕屈肌和指深屈肌尺侧半外),鱼际肌(除拇收肌以外),第 1、2 蚓状肌及手掌桡侧 2/3 的皮肤和桡侧三个半指的掌面皮肤。

（5）尺神经:分布于尺侧腕屈肌,指深屈肌尺侧半,小鱼际肌,拇收肌全部骨间肌,第 3、4 蚓状肌和小鱼际皮肤,手掌尺侧一个半指皮肤,手背尺侧半和尺侧二个半指皮肤。

（6）桡神经:①肌支支配肱三头肌、肱桡肌及前臂肌后群。②皮支分布于臂、前臂背侧和手背桡侧半及桡侧2个半手指皮肤。

（7）腋神经：支配三角肌和小圆肌以及肩部、臂部上1/3外侧面皮肤。

4.答案 （1）组成：感受器、传入（感觉）神经、中枢、传出（运动）神经、效应器。（2）意义：是机体执行反射活动的结构基础，所包括的五个部分缺一不可，否则，机体的任何反射活动都将受其影响。

5.答案

小脑的分叶	各叶的功能
绒球小结叶（古小脑）	维持机体平衡
前叶（旧小脑）	调节肌张力
后叶（新小脑）	协调骨骼肌的运动

6.答案 穿刺部位为第3~5腰椎或第5腰椎与第1骶椎之间。

穿经层次：皮肤—皮下组织—棘上韧带—棘间韧带—黄韧带—椎管内骨膜—硬膜外隙（进针终点）。

五、案例分析题

答案 1.诊断：面神经损伤。

2.诊断依据：患者在开启冷空调的环境中入睡，次日面部歪斜变形，右眼不能闭合，右额纹消失，右鼻唇沟变浅，右眉下垂，右眼睑和右口角下垂，右唇不能闭合，说明右侧额肌、眼轮匝肌、提口角肌、降口角肌、口轮匝肌均瘫痪，为面神经受损表现。

3.理论解释：首先应区分清楚是周围性面瘫还是中枢性面瘫。因中枢性面瘫不会有额肌和眼轮匝肌的瘫痪，因此，此患应属于周围性面瘫。又因瘫痪发生在右侧，说明右侧面神经受累。说话口齿不清，食物滞留于右侧颊齿之间，一侧流涎，为颊肌瘫痪的表现。因患者没有听觉过敏、唾液分泌障碍，说明损伤部位在面神经分出岩大神经、镫骨肌支和鼓索之后，因此受损部位很可能在茎乳孔附近。

第十章　内分泌系统

一、名词解释

1.激素：内分泌腺的分泌物称激素。它可随血液循环运送到特定的部位，作用于特定的靶器官、靶组织和靶细胞。

2.内分泌腺：指无排泄导管的腺体，又称无管腺。其分泌物称激素，直接渗入血液或淋巴液，随血液循环运送到全身。

3.甲状腺峡：甲状腺峡为甲状腺的部分，连于左、右甲状腺侧叶下部之间，多位于第2~4气管软骨环前方。

4.促激素：是腺垂体分泌的促甲状腺激素、促肾上腺皮质激素、促性腺激素（卵泡刺激素、黄体生成素）的合称。

二、填空题

1.内分泌腺　　内分泌组织　　内分泌细胞

2.激素　　血液

3.垂体　　甲状腺　　甲状旁腺　　肾上腺　　松果体

4.甲状旁腺素　　钙和磷

5.喉下部　　气管上　　2~4

6.胸骨

7.甲状腺素

8.生长激素

9.垂体窝内　　神经垂体　　腺垂体　　生长激素

人体解剖学 学习指导

10. 糖皮质激素

11. 两肾　　腹膜　　半月　　三角　　皮质　　髓质

12. 腺垂体　　神经垂体

13. 盐皮质激素　　糖皮质激素　　性激素

14. 球状带　　束状带　　网状带

15. 侧叶　　甲状腺峡　　锥叶　　喉和气管壁上　　吞咽

三、选择题

（一）A1 型题

1. C　　2. C　　3. C　　4. B　　5. A　　6. D　　7. D　　8. C　　9. E　　10. D

（二）A2 型题

11. E　　12. B　　13. C　　14. C

（三）B 型题

15. C　　16. A　　17. B　　18. D　　19. E　　20. C　　21. D　　22. E　　23. A　　24. B

（四）X 型题

25. CD　　　26. ABC　　　27. CDE　　　28. ABC　　　29. ABDE

30. BCDE　　31. BCD　　32. ABDE　　33. DE　　　34. BCD

四、简答题

1. **答案**　①甲状腺的位置：位于喉下部和气管上部的两侧。②形态结构：呈"H"形，表面覆盖有一薄层结缔组织膜（被膜），实质由大量甲状腺滤泡组成。被膜穿滤泡附于气管上端的前方及两侧。③主要作用：分泌甲状腺素，促进机体新陈代谢、生长发育、提高神经系统兴奋性。

2. **答案**　肾上腺分别位于两侧肾上端的内上方，腹膜之后，与肾共同包埋在肾脂肪囊内。肾上腺可分为浅层的皮质和深层的髓质，皮质可分泌盐皮质激素、糖皮质激素和性激素，髓质可分泌肾上腺素和去甲肾上腺素。

五、案例分析题

1. 糖尿病。

2. 低血糖反应，预防措施为定时定量进餐，遇食欲减退及时告知医护人员，不可随意更改药量，严格掌握运动注意事项，定时监测血糖，不适随诊。

3. 口渴、多饮、多尿、体重减轻。

4. 上臂三角肌下缘、腹部（距脐周 5 cm 以外）、大腿前外侧、臀部。

· 154 ·

参考文献

[1]朱长庚.神经解剖学[M].2 版.北京:人民卫生出版社,2009.

[2]柏树令,应大君.系统解剖学[M].8 版.北京:人民卫生出版社,2013.

[3]赵同光,杨状来.组织学实训彩色图片[M].北京:人民卫生出版社,1995.

[4]任晖,袁耀华.解剖学基础[M].3 版.北京:人民卫生出版社,2017.

[5]杨状来,牟兆新.人体结构学[M].2 版.北京:人民卫生出版社,2018.

[6]陈地龙,范真.人体解剖学[M].北京:中国中医药出版社,2020.

[7]丁文龙,刘学政.系统解剖学[M].9 版.北京:人民卫生出版社,2021.